# 盘子功

# 转盘健身功
# ZhuanPan JianShen Gong

# 转盘健身功　第二套

## 简称　盘子功二

丁宏余

# Gesundheitsübung mit der Tellerdrehung

## PanZi Gong II – Teller Gong II

Ding HongYu

# Health Practice with the Rotation of the Plate

## PanZi Gong II – Plate Gong II

Ding HongYu

版本说明

作者 丁宏余教授
编辑发行 Alexander Callegari

翻译
中德翻译：宋焱 Yan Gronau
德英翻译：Heide-Marie Hönow

校对 Gabriele Callegari，Yan Gronau，Heide-Marie Hönow
版面设计 Alexander Callegari
照片和图样 Alexander Callegari

印刷公司 Fuchs Druck Laufen（德国）


2022年第一版
ISBN 978-3-96606-029-5



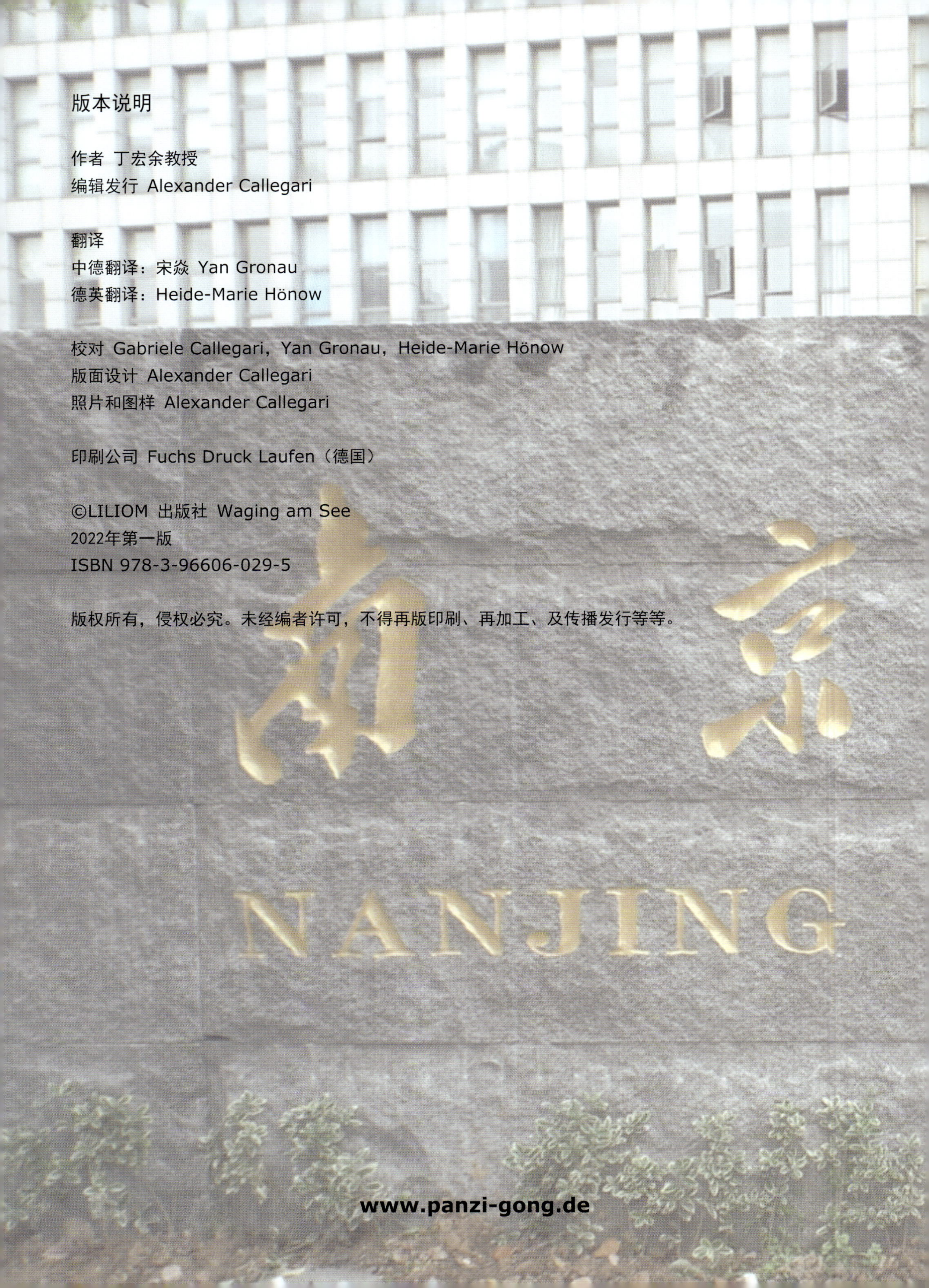


www.panzi-gong.de

## Impressum

Autor: Professor Ding HongYu
Herausgeber: Alexander Callegari

Übersetzung: Chinesisch – Deutsch Yan Gronau; Deutsch – Englisch Heide-Marie Hönow
Lektorat: Gabriele Callegari, Yan Gronau und Heide-Marie Hönow
Layout: Alexander Callegari
Fotos/Zeichnungen: Alexander Callegari

Druck: Fuchs Druck Laufen (Deutschland)



1. Auflage 2022
ISBN 978-3-96606-029-5




## Imprint

Author: Professor Ding HongYu
Editor: Alexander Callegari

Translation: Chinese – German Yan Gronau; German – English Heide-Marie Hönow
Proof Reading: Gabriele Callegari, Yan Gronau and Heide-Marie Hönow
Layout: Alexander Callegari
Photos/Drawings: Alexander Callegari

Printed in Laufen (Germany) by Fuchs Druck



1st edition 2022
ISBN 978-3-96606-029-5



**www.panzi-gong.de**

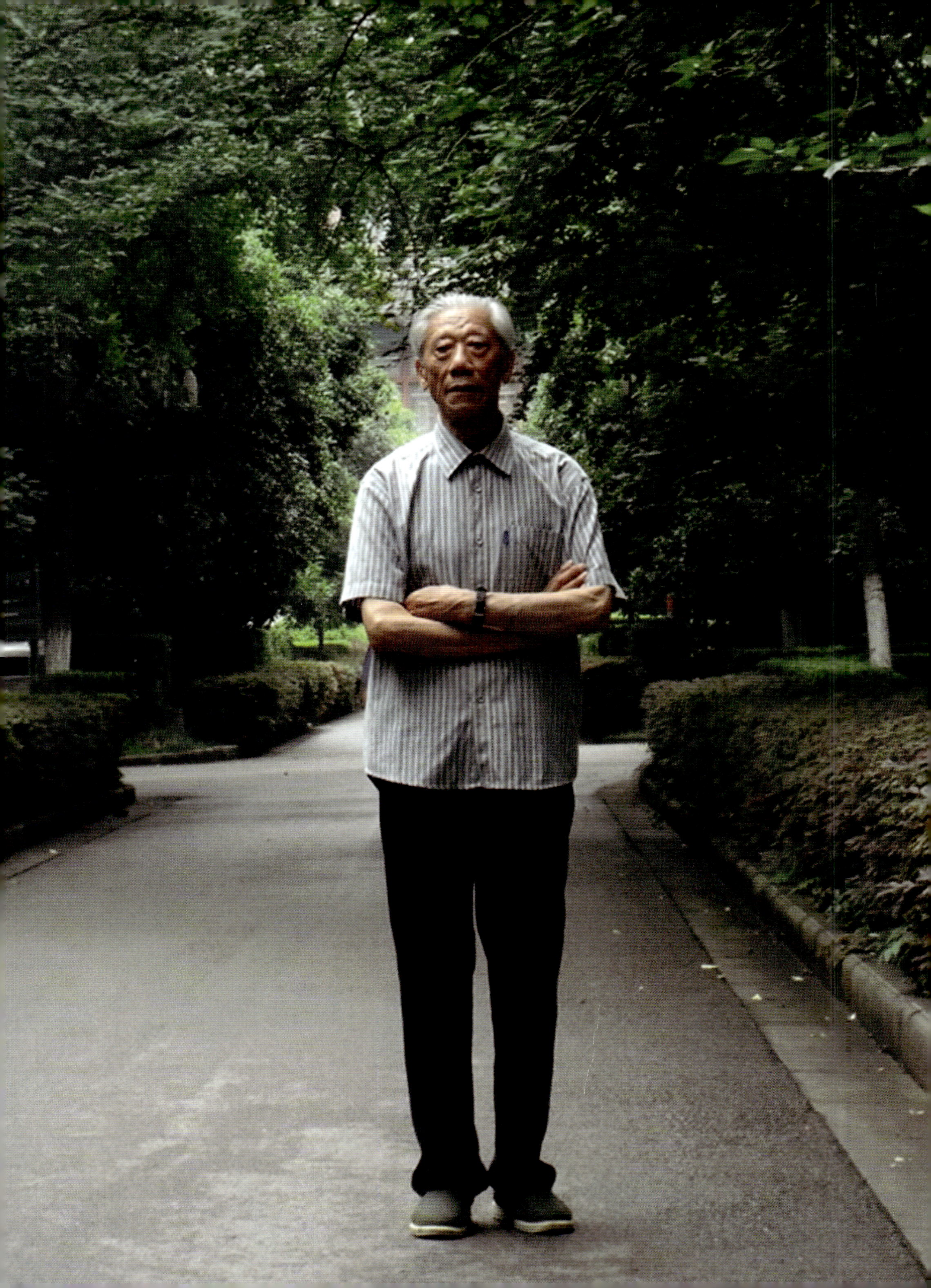

# 目录

# Inhaltsverzeichnis

# Table of Contents

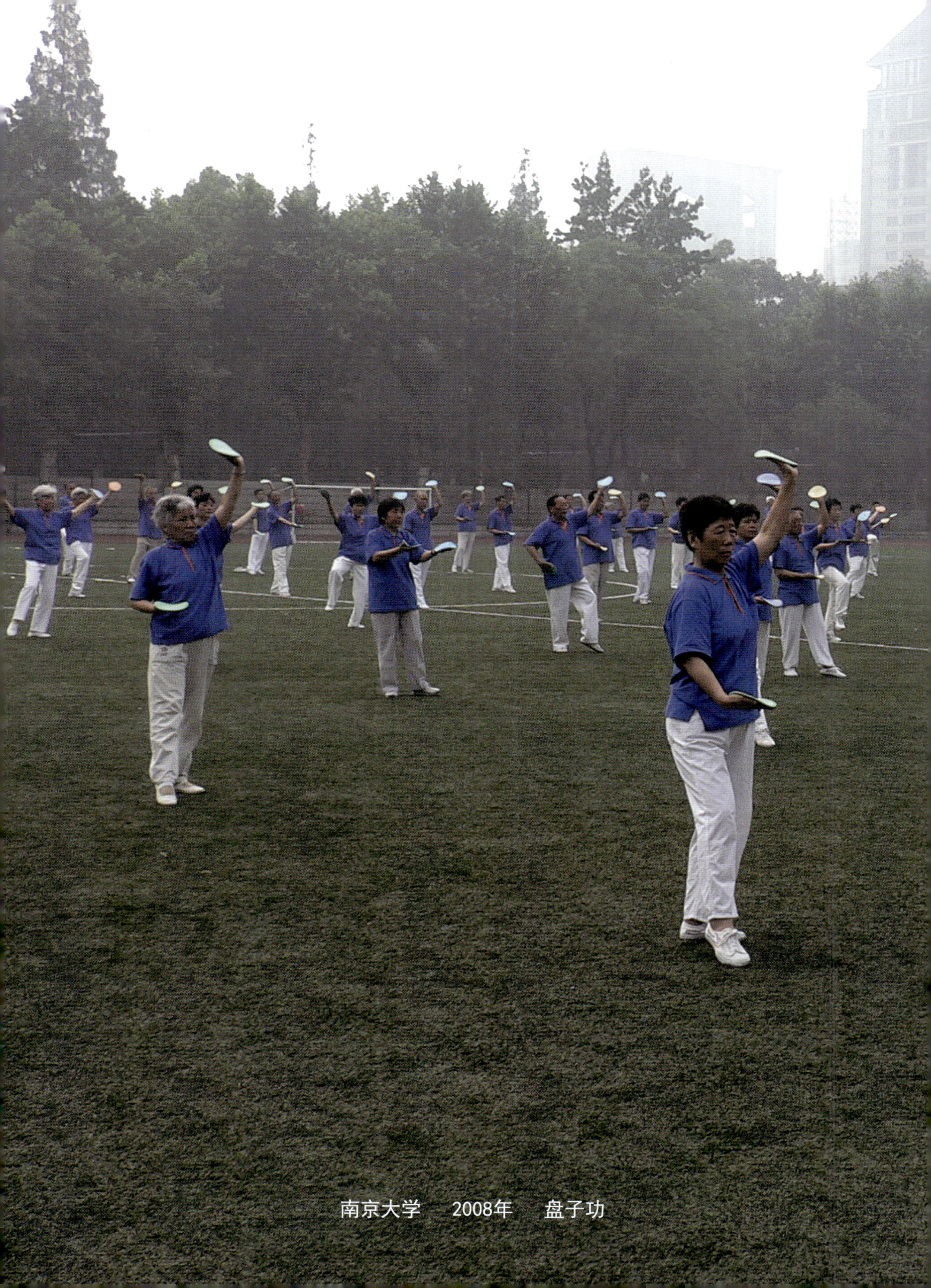

南京大学　　2008年　　盘子功

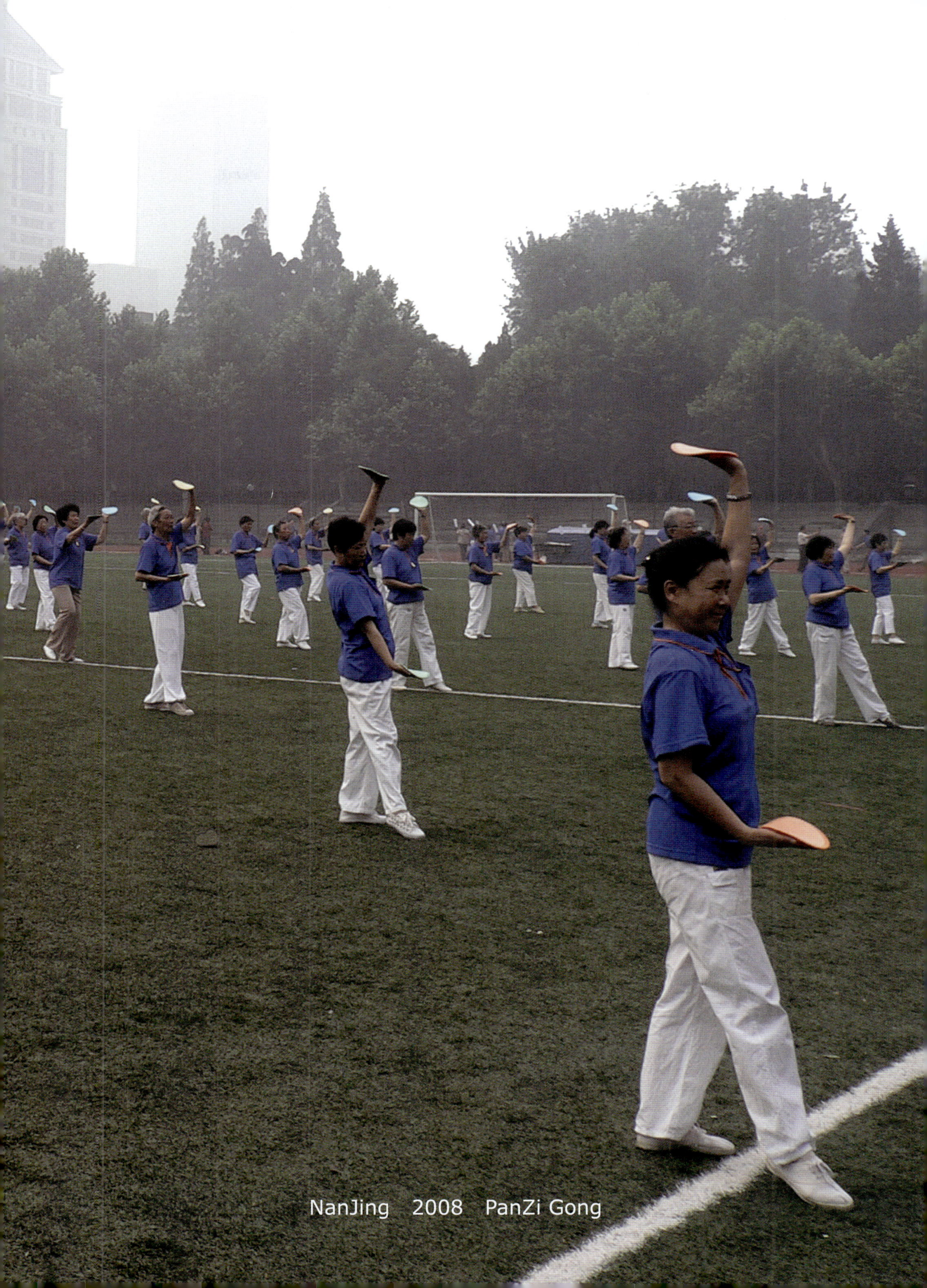

NanJing 2008 PanZi Gong

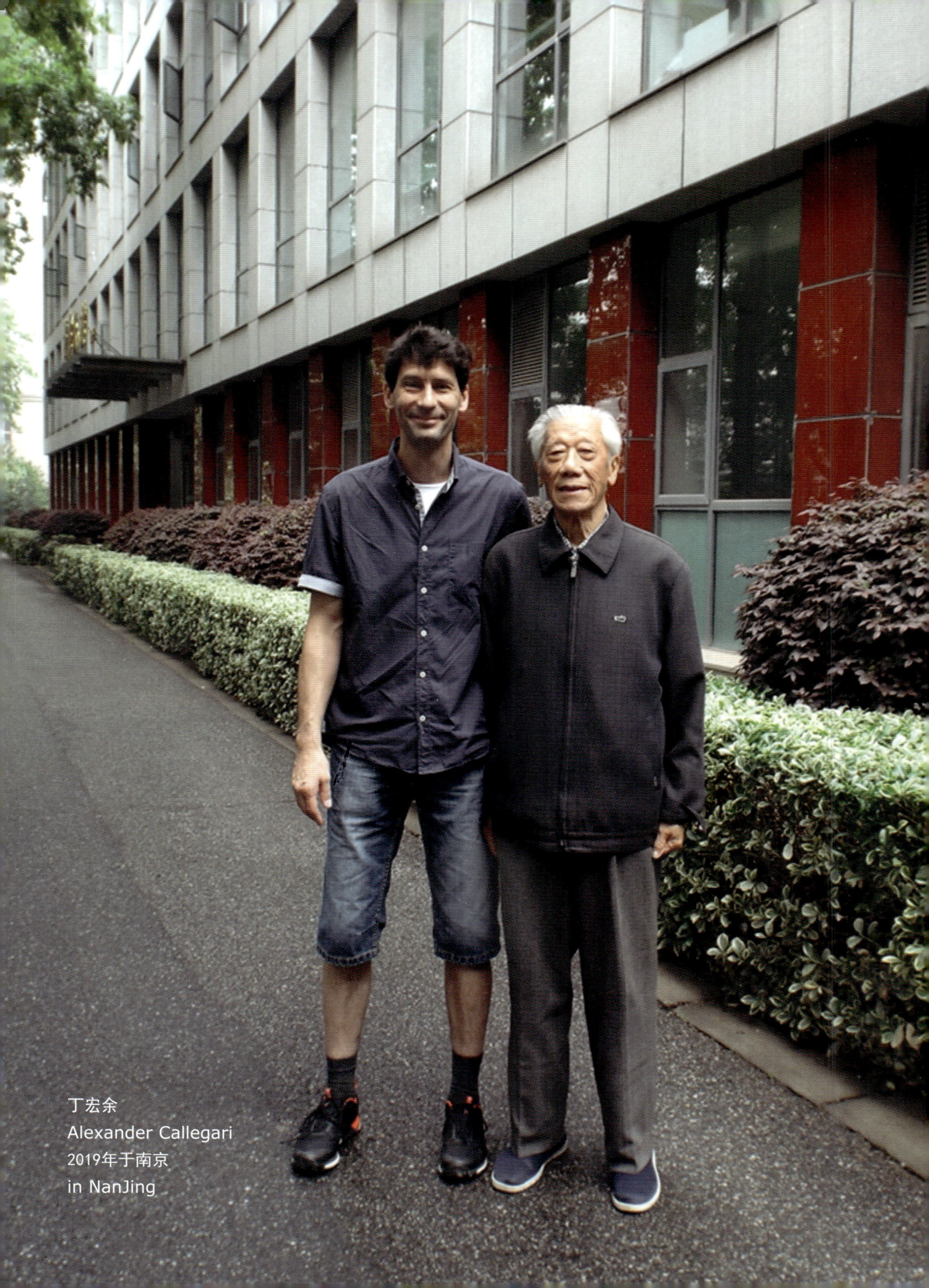

丁宏余
Alexander Callegari
2019年于南京
in NanJing

# 编者前言

丁宏余教授今年已经整整90岁了。他于1932年8月22日出生在江苏省泰兴市黄桥镇丁达庄，是家中长子，下有5个弟弟妹妹。1959年至1993年间任教于南京大学。

教学生涯结束后，他发表了许多关于太极和气功的养生功法和理论。其中最著名的是1996年创编的“新八段锦”和1998年创编的“转盘健身功”，简称“盘子功”。

随着盘子功因其卓越的健身效果得到普及、推广，越来越多的人开始练习。由此，丁教授又创编了第二套盘子功。在我2016年去南京访问他期间，他传授了我这套功法。盘子功第二套的练习动作分不同级别的难度，各人可根据自身条件和兴趣爱好来选择练习难度。

盘子功（含一、二套）是适应当今社会条件的极佳的健身运动。练习盘子功的唯一标准和要求是：不让手中运转的盘子掉地。因此，在整个运动的过程中，身体的各部都必须服从这个“总要求”。盘子功的练习方式因此就冲破了太极（拳）的“中正”指令，对身体和运动而言，盘子功填补了太极(拳)运动的不足。

我很高兴能为我尊敬的老师——丁宏余教授出版第五本关于健康养生的专辑。在此感谢 Yan Gronau（宋焱）女士，Heide-Marie Hönow 女士和我的太太 Gabriele 在编辑此书期间对我提供的帮助。

我祝愿所有读者都能通过练习盘子功给自己的健康加分，延年益寿。最后我衷心感谢我的恩师丁宏余教授，并祝愿他健康长寿、幸福安康！

Alexander Callegari
2022年6月
于德国 Traunstein

# Vorwort des Herausgebers

In diesem Jahr feiert Professor Ding HongYu seinen 90. Geburtstag. Er wurde am 22. August 1932 im Dorf DingDa als Ältester von sechs Geschwistern geboren. Das Dorf liegt in der Gemeinde HuangQiao der Stadt TaiXing in der Provinz JiangSu. Von 1959 bis 1993 lehrte er an der NanJing Universität.
Nach seiner Lehrtätigkeit veröffentlichte er auf der Grundlage von TaiJi und QiGong viele Gesundheitsübungen. Zu den bekanntesten gehören die „Neuen Acht Brokate" von 1996 und die „Gesundheitsübung mit der Tellerdrehung", die als „PanZi Gong" bekannt wurde. Die Form des PanZi Gong entwickelte Professor Ding im Jahr 1998.

Aufgrund der Beliebtheit und der positiven Effekte der Teller-Übungen entwickelte er eine zweite Form, „PanZi Gong II" genannt. Bei meinem Besuch im Jahr 2016 lehrte er mich diese Form. Sie beinhaltet verschiedene Schwierigkeitsgrade, die individuell gewählt werden können.
PanZi Gong I und II sind ausgezeichnete Übungen, die den körperlichen Problemen der heutigen Gesellschaft positiv entgegenwirken können. Die einzige Voraussetzung für das Üben des PanZi Gong ist, die Teller in der Hand nicht zu Boden fallen zu lassen. Um dies zu erreichen, wird der Körper entweder geneigt oder gebeugt. Die Übungen können somit auch die Formen des TaiJi (Quan) ergänzen, bei denen ja der Körper aufrecht und gerade sein muss.

Es ist mir eine große Freude, mittlerweile das fünfte Buch über die Gesundheitsformen meines verehrten Lehrers Professor Ding HongYu herauszubringen.
Tatkräftige Unterstützung bekam ich abermals von Yan Gronau (geb. Song), Heide-Marie Hönow und von meiner Frau Gabriele.

Allen Übenden wünsche ich, dass die Übungen einen Nutzen für ihre Gesundheit erbringen und zu einem langen und gesunden Leben beitragen mögen.
Meinem lieben Professor Ding HongYu danke ich von Herzen für alles, was er mich gelehrt hat und wünsche ihm zu seinem 90. Geburtstag alles Liebe, viel Freude, beständiges Wohlergehen und gute Gesundheit!

Alexander Callegari
Traunstein, Juni 2022
Deutschland

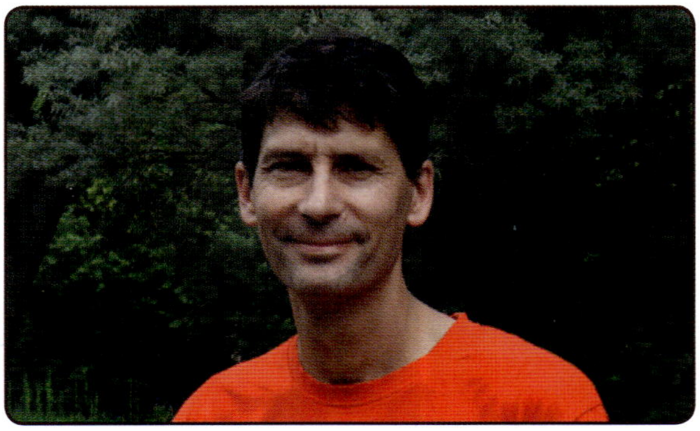

# Foreword of the Editor

This year, Professor Ding HongYu will celebrate his ninetieth birthday. He was born in the village of DingDa on August 22nd, 1932 as the eldest of six siblings. The village is situated in the municipality of HuangQiao of the town TaiXing in the province of JiangSu. From 1959 up to 1993 he taught at NanJing University.
Following his work as a teacher, he published a great number of health exercises on the basis of TaiJi and QiGong. Among the best-known are the "New Eight Brocade Pieces" from 1996 and of course the "Health Practice with the Rotation of the Plate", having become well-known as "PanZi Gong". Professor Ding has developed the form of PanZi Gong in 1998.

In virtue of the popularity and the positive effects of the Exercises with the Plates, he developed a second form, called "PanZi Gong II". During my visit in 2016 he taught me this form. The form contains various levels of difficulty that may be chosen individually.
PanZi Gong I and II are excellent exercises that can counteract the physical problems of today's society. The only prerequisite for practising PanZi Gong is not to drop the plates in your hands. In order to achieve this, your body is either bowed or bent. Thus the exercises can complete the forms of TaiJi (Quan) in which the body has to be upright and straight.

Meanwhile, it is a great joy for me to publish the fifth book on the health forms of my admired teacher Professor Ding HongYu.
Once again, I was generously supported by Yan Gronau (née Song), Heide-Marie Hönow and by my wife Gabriele.

My wish for everybody doing exercise is that the exercises may be beneficent to their health, contributing to a long and healthy life.
From all my heart I thank my dear Professor Ding HongYu for everything he taught me, and for his ninetieth birthday I wish him all the best, lots of joy, constant well-being and good health!

Alexander Callegari
Traunstein, June 2022
Germany

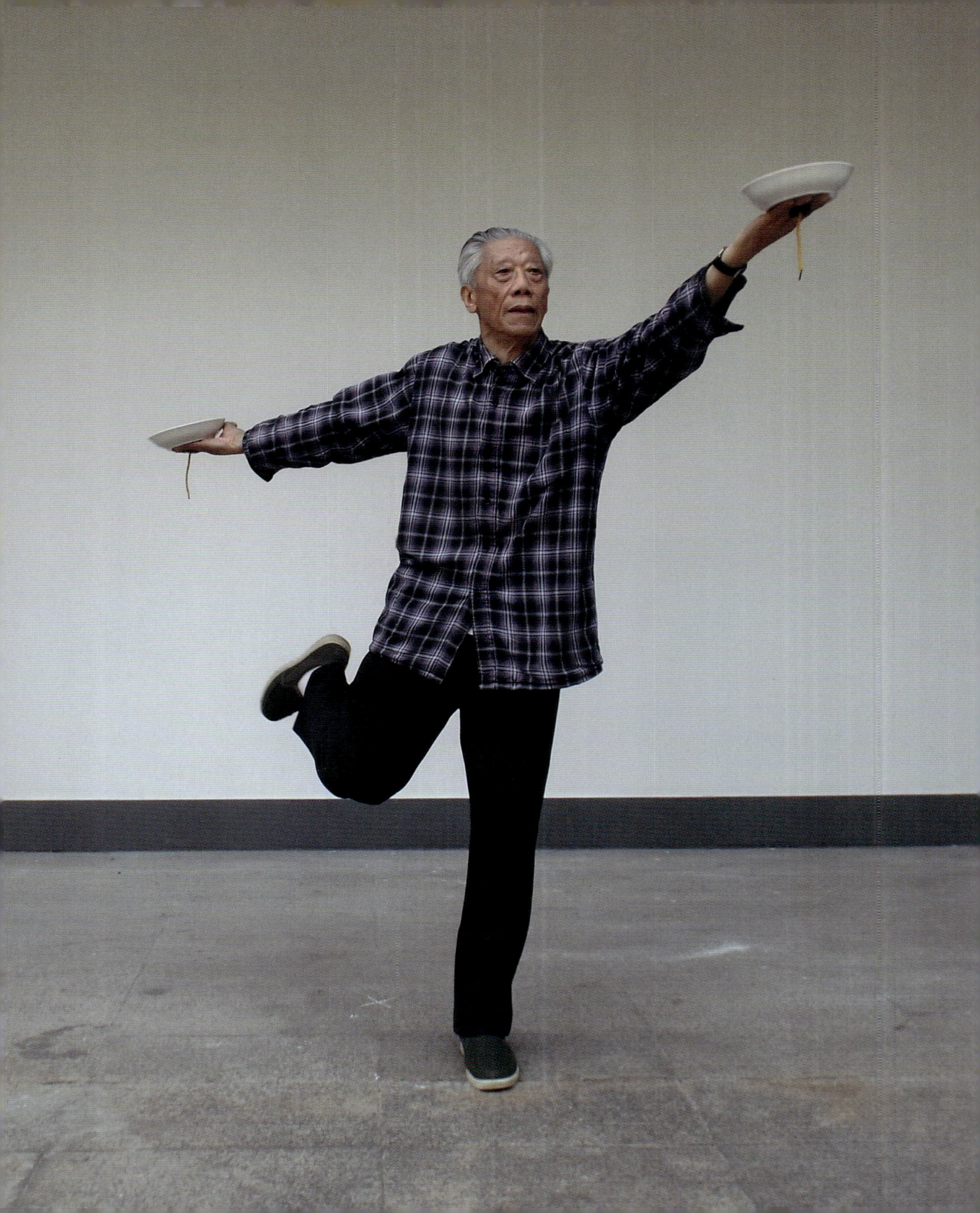

# 转盘健身功　第二套

简称：盘子功二

为适应和满足各类人群的健身需求，在原有“盘子功”的基础上，适度加大运动量，增大幅度，提高难度，并提供“可选性”，而编制“第二套盘子功”。

一、盘子功的特点：

1. 转盘子是走圆弧路线，“圆”是最好的运动形式，不易伤害身体，又符合自然规律。不管是大自然、小自然都是按照“循环规律”运行的。它耗力少，功效大，富有科学性。

2. 盘子功似太极（拳），又非太极（拳）：

似太极——指动作缓慢、均匀、柔和、放松等，富有太极（拳）的节奏和韵味。

非太极——太极（拳）对头部、上体都有严格要求，必须“中正安舒”，而盘子功则不受此限制。为了不让盘子掉地，“体势”必须时有倾斜、屈弓，时有低头、含胸，时有抬头、挺腹、成反弓形等，使身体的四肢百骸、关关节节、内内外外各个方面，都像打扫卫生一样不留“死角”，使机体受到各种“异常刺激”和“均衡锻炼”。对身体而言，这就补充了太极（拳）运动的不足。

3. 能引起兴趣，调动练习积极性：

（1）、趣味性（从小孩到老人都对转盘子不让掉地，感到好奇、有趣，能吸引大家练习）。

（2）、随意性（采用单手练、双手练、空手练、托盘练、单节练、全套练都可以，因场地小、时间短、见缝插针，既随意又方便）。

（3）、实用性（动作简单易学，有病治病，无病健身，适用于各种体质的人选练，是一项“有氧保健”运动，它适于个人练功，又可用于集体表演）。

二、盘子功的功效：

1. 练习盘子功，可提高、发展人体的柔韧性、协调性，锻炼人的平衡感和控制力。

2. 有利于防治颈椎病、肩周炎、腰腿痛、改善视力等。对电脑、手机、伏案等“低头族”的通病，有较好的纠治效果。

3. 适用于各类人群锻练。老年人可延长“生活自理”时限，延年益寿。青少年能发展、提高柔韧性，上班族能健身、防治“职业病”。

4. 它是全身运动。只要盘子一动，全身各方面的关节、肌肉、韧带等，都要跟着动，包括视线也要跟着盘子走。这“一动百动”，会带来“一通百通”的效应，这也符合“通则不痛”的中医理论。

三、注意事项：

1. 练习前要做适当的准备活动，避免腰部、各关节受伤。

2. 必须遵照“循序渐进、量力而行、因人而异、适合为佳”的原则。

3. 任何好的运动，学会容易，坚持难，只有坚持才有成效。

4. 每天练、隔天练都可以，每次练习少则5分钟，多则10几分钟就够了，一般不要超过20分钟。

5. 患有严重心脏病、脑血管病、腰椎间盘突出、眩晕症等应禁练和慎练，轻者也要听从医生的意见为好。孕妇和高龄老人应选练或停练。

四、功法中的有关问题注明：

1. “内旋”以右手为例，是向小拇指方向转（逆时针）成正手，“外旋”是向大拇指方向转（顺时针）成反手。

2. 关于呼吸：可采用“深吸长呼”、“先吸后呼”、“起吸落呼”、或“自然呼吸”等都可以，以适合自己为佳。（如：第一式，采用的是“起吸落呼”，第七式采用的是“先吸后呼”。凡是旋转的运动，都可采用“自然呼吸”。）

3. 盘子功一和盘子功二的区别：

A. 预备式——盘子功一是两脚平行，略宽于肩。（图A）

盘子功二则是两脚与肩同宽。（图B）

B. 盘子高度——盘子功一中盘与胸高，双手曲肘托盘。（图A）

盘子功二则是托盘于腰两侧。（图B）

Ⓐ

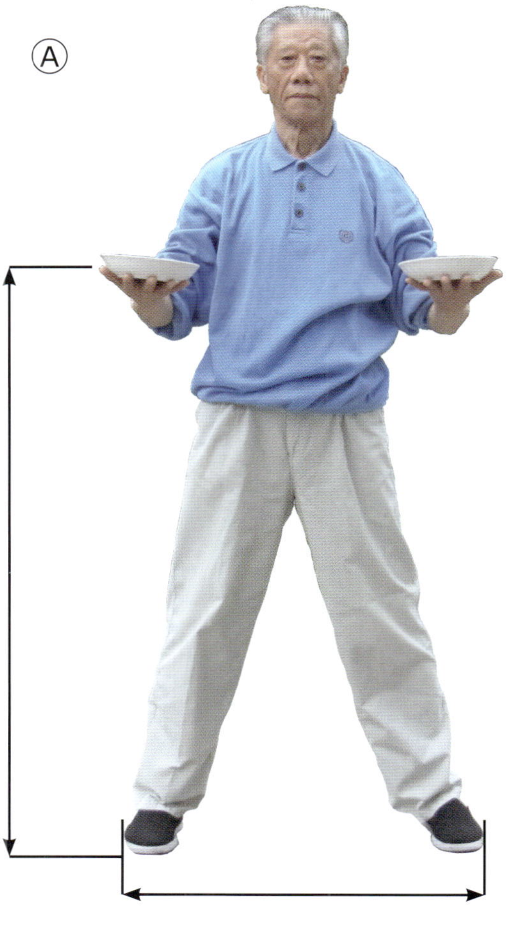

Ⓑ

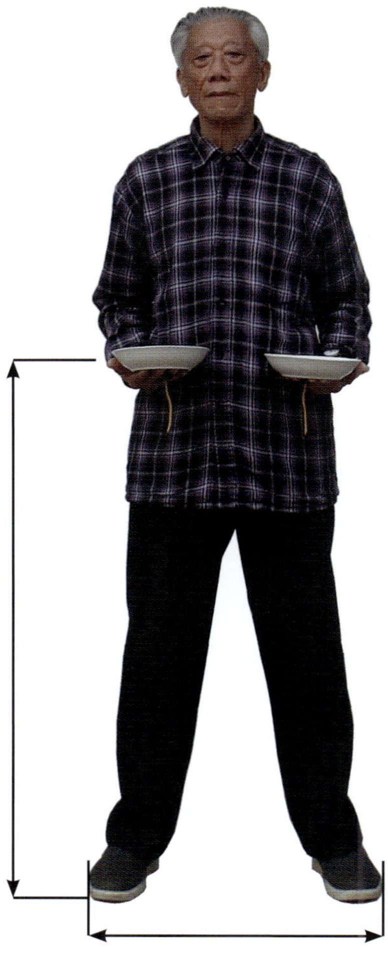

C. 托盘动作区别——盘子功一盘底托在掌心上。（图C）
盘子功二是盘底托在手指上。（图D）

Ⓒ

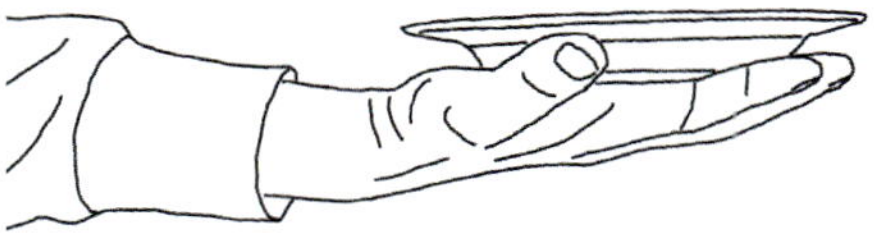

Ⓓ

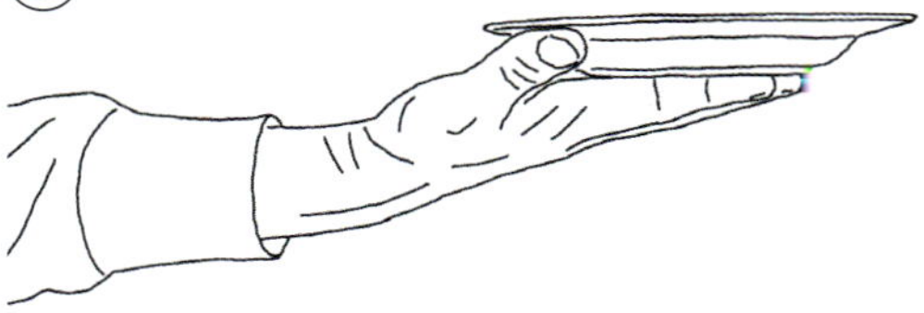

4. 在动作的选用上，青、中年或健康者也可选用难度加大的动作，如“灵猴献桃”中的第二动“右足可向前抬起成左独立步”。

5. 动作数是用“拍”来表示的。如5—8拍同1—4拍，也可理解为5—8动同1—4动。

6. 动作快慢，以慢为主；松紧结合，以松为本。

7. 动有易难，适合为佳；动两腿分虚实；动双手有主次。

8. 每一式的动作都从“预备式”开始，到结束时（最后一拍）都收成“预备式”。

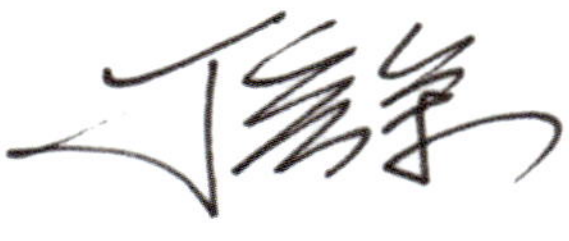

2015年8月

## 意守/意在

1. 意守是气功常用术语。意，指意识、意念或精神。守，指集中和保持住。意守通常是指气功锻炼过程中，将意念集中和保持在身体某一部位，或某一事物上的方法和过程。通过意守，可以帮助排除杂念。

2. 在盘子功一的练习中要特别注意劳宫穴、命门穴和丹田。见下图。

3. 在盘子功二的练习中要将意念同时集中在两个不同穴位上，除了在盘子功一中出现的劳宫穴、命门穴和丹田外， 还有涌泉穴。见下图。

| 盘子功 | 盘子功一 | | | 盘子功二 | | | |
|---|---|---|---|---|---|---|---|
| 式次 | 丹田 | 劳宫穴 | 命门穴 | 丹田 | 劳宫穴 | 命门穴 | 涌泉穴 |
| 第一式 | ● | | | ● | ● | | |
| 第二式 | | | ● | ● | ● | | |
| 第三式 | | ● | | ● | ● | | |
| 第四式 | | ● | | | ● | ● | |
| 第五式 | ● | | | ● | ● | | |
| 第六式 | | | ● | | ● | ● | |
| 第七式 | | ● | | | ● | | ● |
| 第八式 | ● | | | ● | ● | | |

丹田

分上丹田、中丹田和下丹田。上丹田在头顶百会穴，有说在两眉间印堂穴。中丹田在胸部膻中穴，有说巨阙穴。下丹田在脐下小腹部分，包括关元、气海，神阙、命门等穴位。

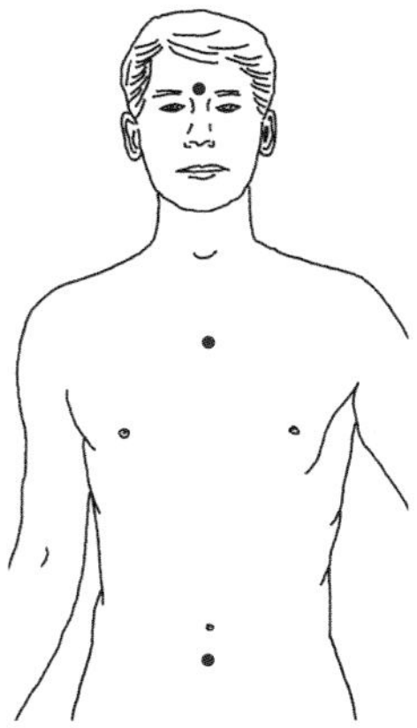

劳宫穴

经穴名，属手厥阴心包经穴，位于人体的手掌心，在握拳屈指时中指尖处。因“手任劳作，穴在掌心”而定名为劳宫穴。

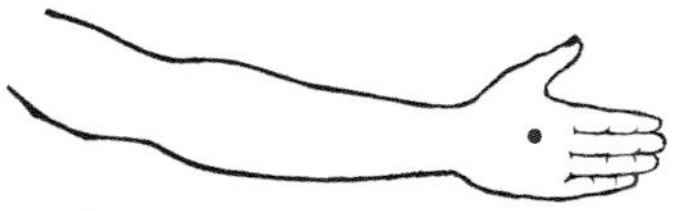

命门穴

命，人之根本。门，出入的门户。命门穴位于人体的腰部，当后正中线上，第二腰椎棘突下凹陷处。经属督脉。指压时，有强烈的压痛感。

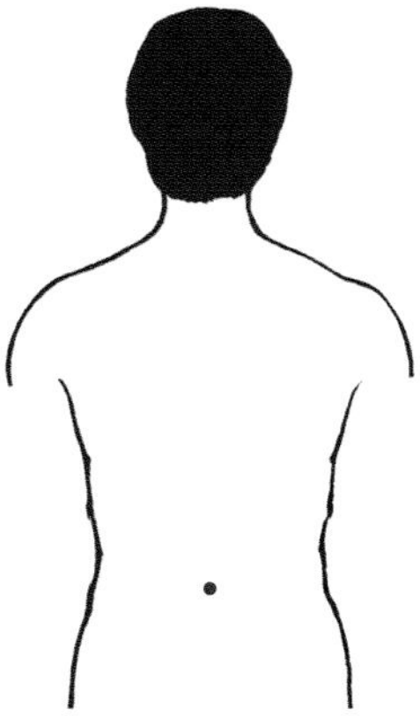

涌泉穴

涌，外涌而出也。泉，泉水也。该穴名意指体内肾经的经水由此外涌而出体表。涌泉穴为肾经经脉的第一穴，它联通肾经的体内体表经脉，位于足底部。

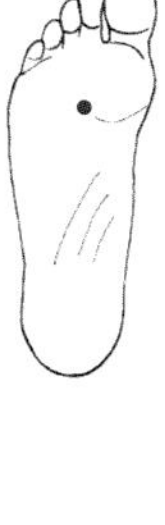

# 腿分虚实，虚实转换

一、两腿的任务：

1. 支撑体重，有双腿支撑和单腿支撑，练习太极往往是单腿支撑体重为多，是实腿的任务。

2. 做脚在地面或空中的动作，是虚腿的任务。

二、两脚分虚实，并互相转换：

虚实有全虚、全实（如独立步）、半虚半实（如正马步）、多虚少实、少虚多实（如弓步、虚步）等。虚实不断处在变化转换中。虚腿做在空中的动作，必须在全虚的情况下进行，地面上的动作，在半虚和多虚的情况下进行。如要实腿做动作时，必须转换为虚腿后进行。

三、转换忌“花步”、“枪步”：

当虚脚上步、进步、或退步时，切忌重心提前或同时移动。一定要等虚脚脚跟着地后（退步是虚足尖）。身体重心方能前移（后移）。

四、基本步型：

（1）开立步

两脚开立的距离略大于肩宽，身体重量均匀落于两脚。（图1，2）

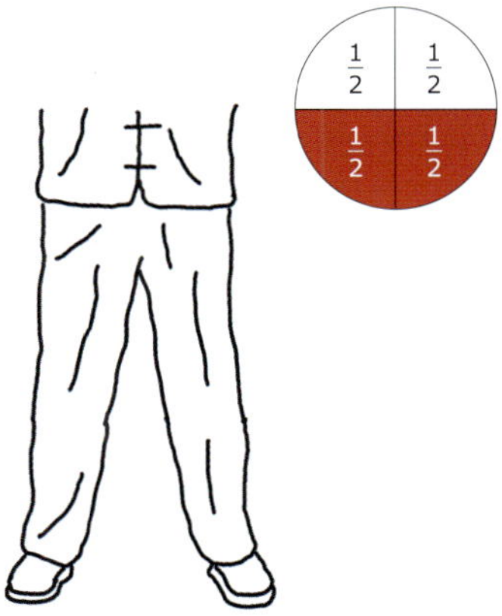

1

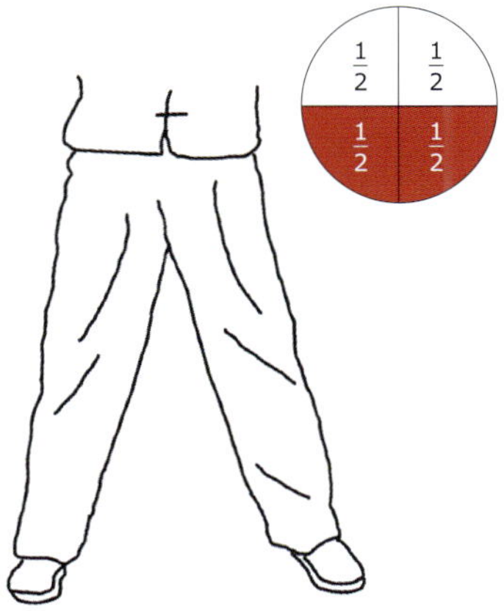

2

（2）马步

两脚开立下蹲，身体重量均匀落于两腿，两膝均不超过两足尖，防跪膝而伤害膝盖。（图3）

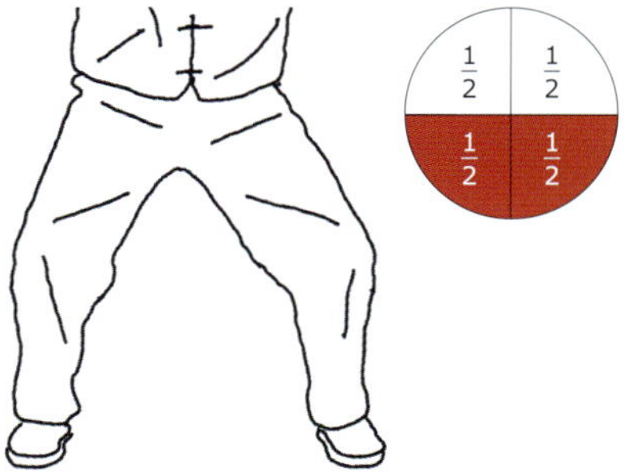


3

（3）歇步

两腿交叉全蹲，右脚全脚着地，脚尖外展，左脚前脚掌着地，膝部靠于前小腿外侧，臀部接于左脚跟处。（图4）

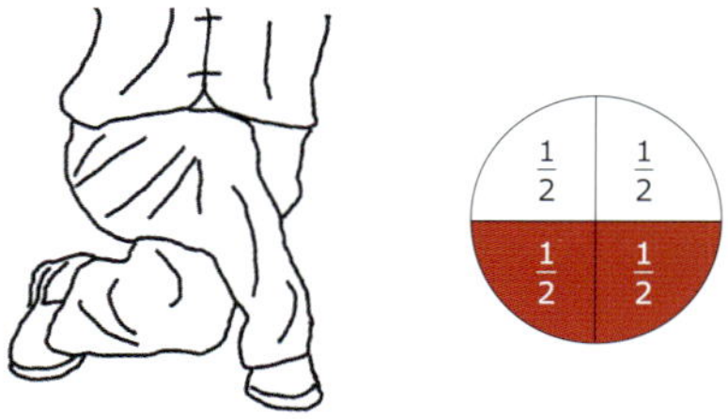


4

（4）侧弓步

实腿全脚着地，屈膝前弓，承身体重量的三分之二，另一腿自然伸直，承身体重量的三分之一。（图5）

5

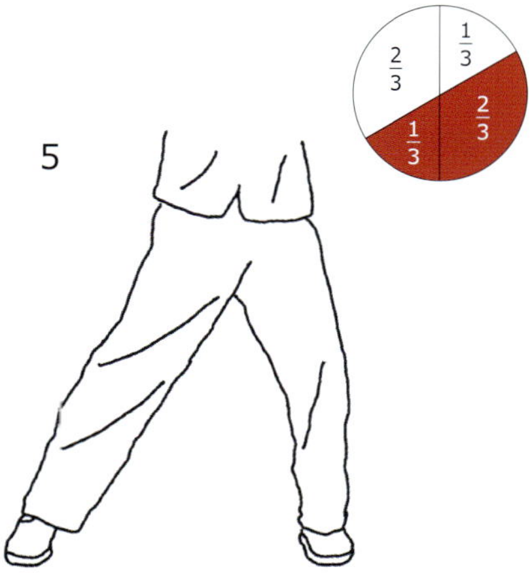

（5）丁步

实腿屈膝半蹲，承体重三分之二，虚腿自然伸直，足趾对向实腿足弓为丁步，承体重三分之一，伸直的腿与弓着的腿成90度。丁步有大小。（图6）

6

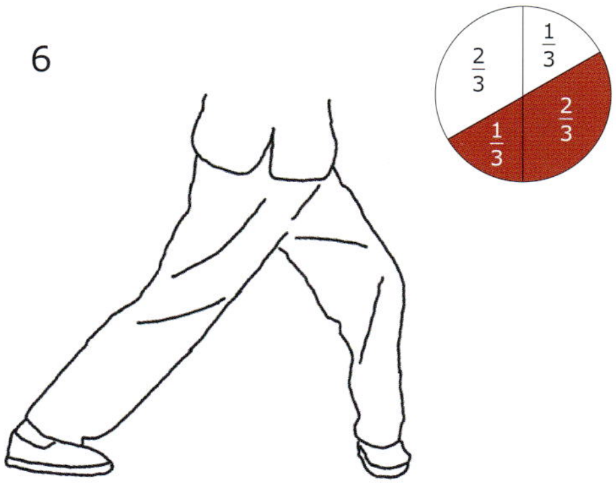


（6）虚步

实腿屈膝支撑约身体重量的十分之八，虚腿前伸足点地，承身体重量的约十分之二。支撑腿和另一腿成30度。虚步分左虚步和右虚步。虚腿分足尖点地（图7）和足跟点地。（图8）

7

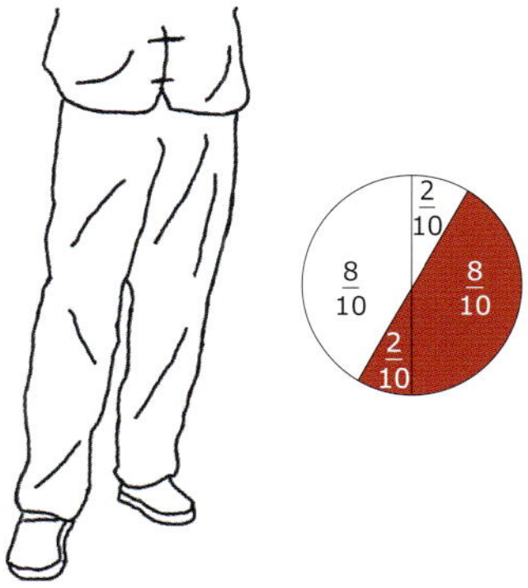


8

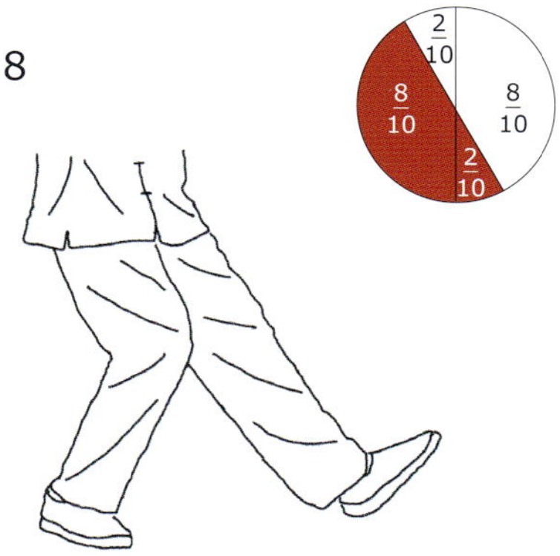


（7）独立步

一腿自然直立，承身体全部重量，另一腿屈膝上提，和上身成90度。（图9）

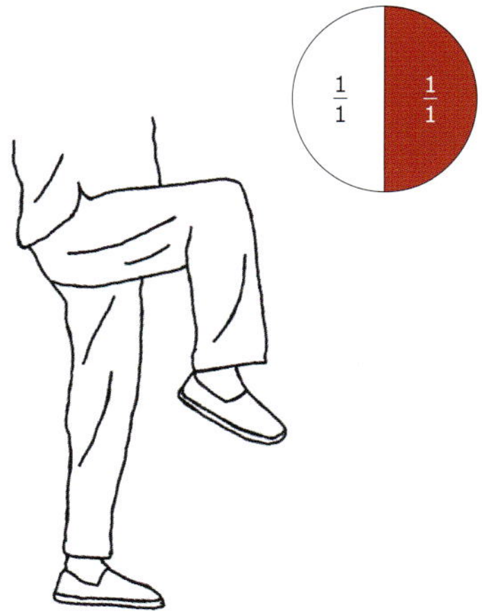


9

# Gesundheitsübung mit der Tellerdrehung

## PanZi Gong II

## Einleitung

Um den Fitnesswünschen vieler Menschen gerecht zu werden, habe ich auf Grundlage der Gesundheitsübung mit der Tellerdrehung – die als PanZi Gong bezeichnet wird – eine zweite Form von PanZi Gong entwickelt. Im Vergleich zu PanZi Gong I wurden die Übungsmenge, die Bewegungsspanne und der Schwierigkeitsgrad moderat erhöht und mit mehr sportlichen Aktivitäten verbunden. Damit bietet PanZi Gong II eine Ergänzung zur ursprünglichen Form und berücksichtigt dabei die unterschiedliche Kondition der Menschen.

I. Die Besonderheiten von PanZi Gong

1. Die Drehungen mit den Tellern sind kreisförmig. Kreisförmige Bewegungen sind beim Sport sehr effektiv, da sie einer natürlichen und sicheren Bewegungsart entsprechen. Es wird wenig Energie und Kraft verbraucht, die körperliche Wirkung ist jedoch groß.

2. PanZi Gong ist dem TaiJi (Quan) sehr ähnlich, aber es ist dem TaiJi (Quan) nicht gleich:
Die Bewegungen sind wie beim TaiJi (Quan) langsam, gleichmäßig, sanft, entspannt und so weiter. Auch der Rhythmus und die Schwingungen entsprechen dem typischen Charakter von TaiJi (Quan).
Allerdings müssen im TaiJi (Quan) folgende Anforderungen bei der Ausführung in Bezug auf die Körperhaltung erfüllt werden: „Zhong" (Mitte), „Zheng" (gerade), „An" (sicher) und „Shu" (bequem). Die Bewegungen von Kopf und Oberkörper müssen sich streng nach diesen Kriterien ausrichten.
Dagegen müssen bei den Bewegungen von PanZi Gong diese Regeln nicht eingehalten werden. Um die Teller nicht fallen zu lassen, muss die Körperhaltung manchmal geneigt, gebogen oder gebeugt werden. Der Kopf wird auf den eingezogenen Brustkorb gesenkt oder der Kopf wird gehoben und der Oberkörper dabei zu einem Bogen nach hinten geneigt. Somit wird jedes Glied und Gelenk des Körpers intensiv bewegt. Die Bewegungsabläufe werden dadurch außergewöhnlich angeregt und ausgewogen trainiert.
Die Übungen des PanZi Gong können somit die Formen des TaiJi (Quan) ergänzen.

3. Die Teller können das Interesse und die Begeisterung für die Praxis wecken:
A) Die Freude an der Übung
Jeder wird versuchen, die Teller zu halten und nicht fallen zu lassen. Beim Trainieren werden dadurch die Motivation und das Interesse angeregt.

B) Die Zwanglosigkeit der Übung
Trainieren kann man mit einem Teller, zwei Tellern oder auch ohne Teller. Man kann eine Übung oder die ganze Form machen. Es wird nicht viel Platz und Zeit benötigt. Die Zwanglosigkeit der Übung beinhaltet also eine große Bequemlichkeit.
C) Die Praktikabilität der Übung
Die Übungen sind einfach und leicht zu erlernen. Durch die Übungen können sich die Körperfunktionen verbessern und bestimmte Krankheitssymptome gelindert werden – was sich letztlich positiv auf die Gesundheit auswirkt. PanZi Gong ist geeignet für jede körperliche Konstitution. Als aerober Sport fördert PanZi Gong die ständige Aufnahme von Sauerstoff, was bedeutet, dass die Energie für die Muskelarbeit durch das Verbrennen von Kohlenhydraten und Fetten gewonnen wird.
Man kann PanZi Gong alleine oder in der Gruppe üben.

II. Die Wirkungen von PanZi Gong

1. Die Übungen des PanZi Gong können die körperliche Biegsamkeit und die Koordination der Bewegungen des menschlichen Körpers verbessern und entwickeln. Der Gleichgewichtssinn und die Kontrolle über den Körper werden trainiert.

2. Es ist gut geeignet zur Vorbeugung gegen Krankheiten am Bewegungsapparat, insbesondere an der Wirbelsäule und im Schulterbereich. Darüber hinaus kann es auch zur Verbesserung der Sehkraft beitragen. Auch die Beschwerden, die durch eine gesenkte Kopfhaltung und/oder durch langes Sitzen entstehen, zum Beispiel beim Arbeiten am Computer oder durch eine intensive Smartphone-Nutzung, können durch die Übungen effektiv korrigiert werden.

3. PanZi Gong ist für viele Menschen geeignet. Senioren können dadurch nicht nur ihr Leben verlängern, sondern auch länger für sich selber sorgen. Jugendliche und Menschen mittleren Alters können die Biegsamkeit ihres Körpers entwickeln und verbessern. Berufstätige können sich durch die Übungen fit halten und sogenannten Berufskrankheiten vorbeugen.

4. PanZi Gong ist ein Sport mit Bewegungen für den ganzen Körper. Solange die Teller sich bewegen, müssen alle Gelenke, alle Muskeln und Sehnen des Körpers diesen Bewegungen folgen, sogar die Augen richten sich nach der Richtung der Teller. Die Bewegung eines Körperteils führt zur Bewegung aller Körperteile, eine Bewegung bringt hundert Bewegungen hervor. Das hat den Effekt, dass, wenn ein Durchgang frei wird, hundert andere Durchgänge befreit werden. Diese Theorie stimmt mit dem Grundsatz der Traditionellen Chinesischen Medizin überein, dass der Körper schmerzfrei ist, wenn er frei ist.

## III. Wichtige Hinweise für die Übung

1. Vor der Übung soll man zuerst den Körper durch ausreichende Vorbereitungsübungen aufwärmen, um so Verletzungen an der Taille, den Gelenken, den Muskeln und Sehnen zu vermeiden.

2. Es sollte nach folgenden Prinzipien geübt werden: Schrittweise vorgehen. Nur das tun, wozu man in der Lage ist. Unterschiedliche Intensität je nach Altersgruppe und individueller Kondition.

3. Jede gute Übung ist leicht zu erlernen, aber schwierig ist es, sie konstant durchzuhalten. Nur durch beharrliches Üben wird man Erfolg haben.

4. Die komplette Form PanZi Gong kann täglich oder alle zwei Tage, je nach körperlicher Verfassung, geübt werden. Man kann auch nur einzelne Übungen der Form trainieren. Um einen positiven Trainingseffekt zu erzielen, reichen fünf bis zehn Minuten aus. Die gesamte Übungszeit sollte 20 Minuten nicht überschreiten.

5. Personen, die an Herzerkrankungen, Gefäßerkrankungen, Bandscheibenvorfall usw. leiden, dürfen diese Übungen nicht machen beziehungsweise nur nach Rücksprache mit einem Arzt. Auch Schwangere und Menschen mit Neigung zu Schwindel sollen die Übungen unterlassen.

## IV. Erläuterungen und Anmerkungen zur Form

1. Bei der rechten Hand ist die „Innenrotation" die Drehung zum kleinen Finger (also gegen den Uhrzeigersinn), um die Vorhand zu bilden, während die „Außenrotation" die Drehung zum Daumen (im Uhrzeigersinn) ist, um die Rückhand zu bilden.

2. Jeder soll für sich selbst eine geeignete Art und Weise zum Atmen finden:
„Tiefes Einatmen und langes Ausatmen"; „Erst einatmen und dann ausatmen"; „Beim Heben einatmen und beim Fallenlassen ausatmen"; „Natürlich atmen"; und so weiter.
Zum Beispiel wird bei der Übung I „Die Teller der Sonne entgegenheben" beim Heben und Strecken der Arme eingeatmet und beim Zurückführen der Arme zur Schulter ausgeatmet. Im Gegensatz dazu wird bei der Übung VII „Der Affe präsentiert die Pfirsiche" für den ersten Takt 1 zuerst eingeatmet und dann bei Takt 2 zuerst ausgeatmet. Für jede rotierende Bewegung kann „natürliches Atmen" verwendet werden.

3. Unterschiede zwischen PanZi Gong I und PanZi Gong II
A) Ausgangsstellung: Bei PanZi Gong I sind die Füße etwas breiter auseinander als die Schultern. Siehe Bild A auf Seite 19. Im Gegensatz dazu entspricht der Abstand der Füße bei PanZi Gong II circa Schulterbreite. Siehe Bild B auf Seite 19.

B) Höhe der Teller: Die Teller befinden sich bei PanZi Gong I auf Höhe der Brust und die Ellbogen sind gebeugt. Siehe Bild A auf Seite 19. Bei PanZi Gong II befinden sich die Teller seitlich an der Taille. Siehe Bild B auf Seite 19.
C) Unterschiedliche Tellerhaltung: Bei PanZi Gong I befindet sich der ringförmige Fuß des Tellers auf der Handfläche. Siehe Zeichnung C auf Seite 20. In der zweiten Form von PanZi Gong wird der ringförmige Fuß des Tellers auf den Fingern platziert. Siehe Zeichnung D auf Seite 20.

4. Die acht Übungen des PanZi Gong II bieten eine zusätzliche Auswahl von Bewegungen mit einem höheren Schwierigkeitsgrad. Diese sind jeweils bei den einzelnen Übungen mit angegeben. Diese Bewegungen sind für Jugendliche und Menschen im mittleren Alter sowie im Allgemeinen für gesunde Menschen gut geeignet. Zum Beispiel kann man die zweite Bewegung in „Der Affe präsentiert die Pfirsiche" auch auf einem Bein (DuLiBu – Einbeiniger Stand) ausführen. Dies ist ein gutes Beispiel für den höheren Schwierigkeitsgrad.

5. Die Anzahl der Bewegungen wird in Takten[1] ausgedrückt. Jede Bewegung ist ein Takt. Dies bedeutet, dass, wenn zum Beispiel Takte 5 bis 8 gleich den Takten 1 bis 4 sind, auch die Bewegungen 5 bis 8 so auszuführen sind wie die Bewegungen 1 bis 4.

6. Die Bewegungen der gesamten Form sind schnell oder langsam, wobei die langsamen Bewegungen überwiegen. Lockere und feste Bewegungen werden kombiniert, wobei die Lockerheit im Vordergrund steht.

7. Bei den Bewegungen der Beine ist es wichtig, zwischen voll (belastet) und leer (unbelastet) zu unterscheiden. Dies wird hier durch den Begriff XuShi 虚实 ausgedrückt. Die Bewegungen der Hände unterscheiden sich in „führend" und „folgend".

8. Jede Übung startet aus der Ausgangsstellung und endet schließlich beim letzten Takt der Übung wieder in der Ausgangsstellung.

Professor Ding HongYu
NanJing, August 2015

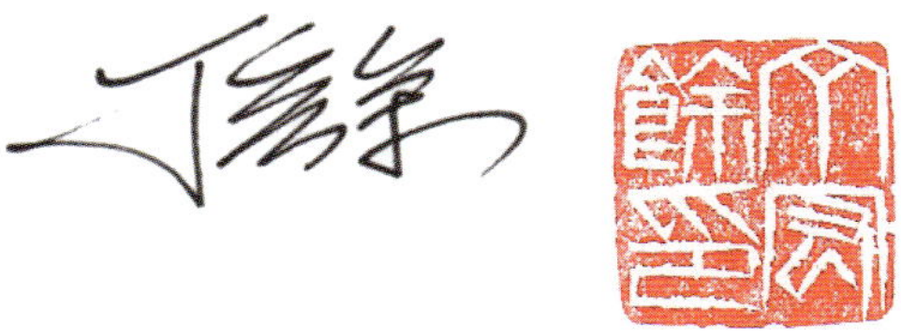

[1] Jede einzelne Übung besteht aus acht Takten bzw. acht Bewegungen. Im Chinesischen drückt man dies so aus: YiPai 一拍, was soviel wie einmal acht Takte bedeutet oder ErPai 二拍, zweimal acht Takte und so weiter.

## Die Vorstellungskraft

1. Im Chinesischen wird die Vorstellungskraft als YiShou 意守 oder als YiZai 意在 bezeichnet. Für das Praktizieren des QiGong ist dies ein wichtiger Aspekt. „Yi" steht für das Bewusstsein, die Absicht oder den Geist. „Shou" bedeutet sich zu konzentrieren und die Aufmerksamkeit auf bestimmte Punkte bzw. Energiezentren zu lenken. Durch diese Vorgehensweise sollen ablenkende Gedanken ausgeschaltet werden.

2. YiShou bei PanZiGong I
Bei der Praxis von Panzi Gong I wird die Aufmerksamkeit auf den Punkt LaoGong, den Punkt MingMen und auf das untere DanTian gerichtet. Siehe auch Übersicht.

3. YiShou bei PanZiGong II
Im Gegensatz zu PanZi Gong I wird bei der Praxis von Panzi Gong II die Aufmerksamkeit bei jeder Übung gleichzeitig auf zwei Orte gerichtet. Der Punkt YongQuan, der auf dem Nierenmeridian liegt, kommt bei der zweiten Form neu dazu. Siehe auch Übersicht.

| Form | PanZi Gong I | | | PanZi Gong II | | | |
|---|---|---|---|---|---|---|---|
| Übung | DanTian | LaoGong | MingMen | DanTian | LaoGong | MingMen | YongQuan |
| I. | ● | | | ● | ● | | |
| II. | | | ● | ● | ● | | |
| III. | | ● | | ● | ● | | |
| IV. | | ● | | | ● | ● | |
| V. | ● | | | ● | ● | | |
| VI. | | | ● | | ● | ● | |
| VII. | | ● | | | ● | | ● |
| VIII. | ● | | | ● | ● | | |

DanTian 丹田 Energiezentren

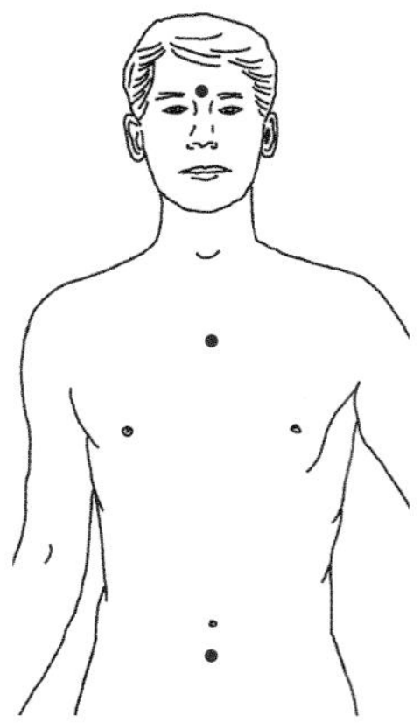

Man unterscheidet drei Energiezentren, das obere, mittlere und untere DanTian. Im Stirnbereich zwischen den Augenbrauen (beim YinTang Punkt) befindet sich das obere DanTian. Das mittlere DanTian liegt in der Mitte des Brustbeins (beim ShanZhong Punkt), das untere DanTian ist im Bauchbereich, etwa 3,5 cm unterhalb des Nabels (beim GuanYuan Punkt). Diese Energiezentren befinden sich nicht an der Körperoberfläche.

LaoGong 劳宫穴 Palast der Arbeit

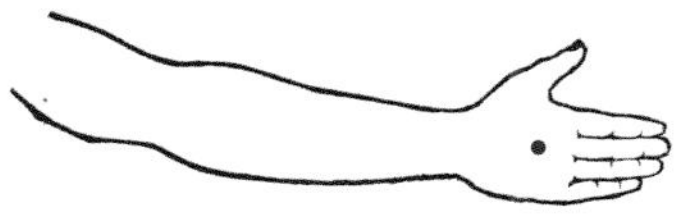

Dieser Punkt befindet sich in der Mitte der Handfläche auf dem Perikardmeridian. Die chinesische Bezeichnung für diesen Meridian ist XinBao.

MingMen 命门穴 Tor des Lebens

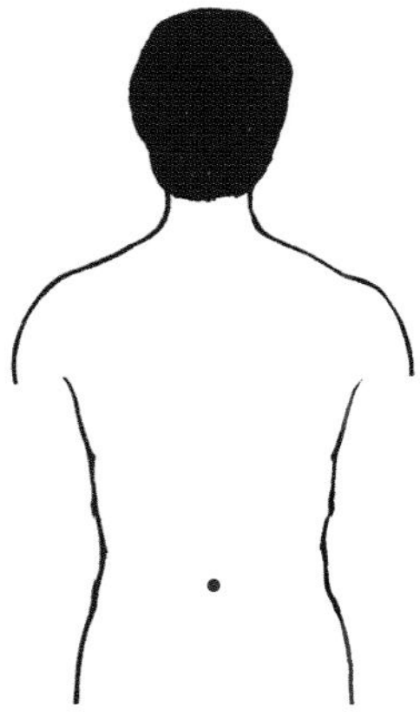

Dieser Punkt liegt im Bereich des unteren Rückens auf dem Lenkergefäß. Die chinesische Bezeichnung für diesen Meridian ist DuMai.

YongQuan 涌泉穴 Sprudelnde Quelle

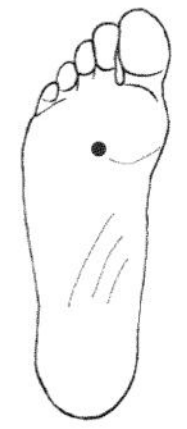

Dieser Punkt befindet sich auf dem Nierenmeridian, auf der Fußsohle. Die chinesische Bezeichnung für diesen Meridian ist ShenJing.

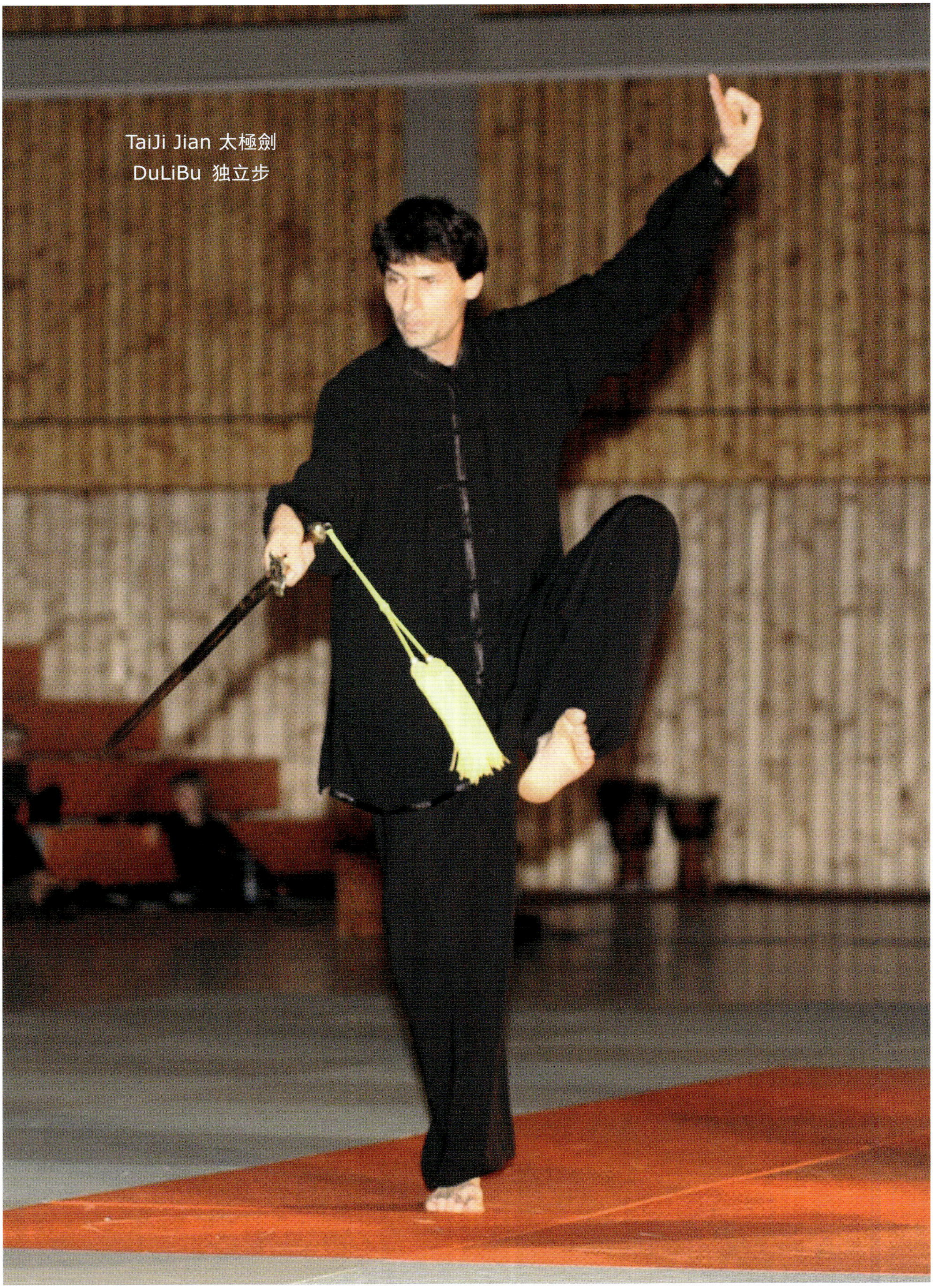
TaiJi Jian 太極劍
DuLiBu 独立步

## Unterscheiden zwischen vollen und leeren Schritten

1. Die Aufgabe der Beine:
A) Die Beine stützen das Gewicht des Körpers. Dies geschieht entweder mit beiden Beinen oder mit einem Bein. In der Praxis des TaiJi und PanZi Gong wird das Körpergewicht oft auf einem Bein getragen. Das ist die Aufgabe der vollen Schritte.
B) Die Bewegungen auf dem Boden oder in der Luft erfolgen mit dem unbelasteten Bein. Das ist die Aufgabe der leeren Schritte.

2. Die beiden Füße werden unterschieden in voll (belastet) und leer (unbelastet). Das Körpergewicht wird zwischen ihnen hin und her verlagert:
Es gibt ganz volle und ganz leere, halb volle und halb leere, überwiegend volle oder weniger volle Schritte. Es gibt einen ständigen Wechsel von voll zu leer und umgekehrt in den Beinen. Bei den Bewegungen des Beines in der Luft muss es ganz leer sein; bei den Bewegungen am Boden gilt halb leer oder überwiegend leer. Wenn eine Bewegung mit einem vollen Bein ausgeführt wird, muss man zuerst zu einem leeren Bein wechseln.

3. Wichtig ist eine klare Unterscheidung beim Schrittwechsel zwischen voll und leer:
Sowohl bei Vorwärts- als auch bei Rückwärtsschritten muss unbedingt vermieden werden, den Schwerpunkt vorzeitig zu verlagern. Der Schwerpunkt des Körpers kann erst nach vorne oder hinten verlagert werden, wenn der leere Schritt auf dem Boden aufgesetzt ist (bei Vorwärtsschritten mit der Ferse und bei Rückwärtsschritten mit der Fußspitze aufsetzen).

4. Fußstellungen
A) KaiLiBu 开立步 Offener Schritt
Das Körpergewicht ist gleichmäßig auf beide Füße verlagert. Die Position KaiLiBu wird in vielen Formen als Startposition verwendet. Die Füße sind beim KaiLiBu schulterbreit auseinander. Dies ist auch die Anfangsposition bei PanZi Gong II. Siehe Zeichnung 1. Im Gegensatz dazu sind die Füße bei der Anfangsposition von PanZi Gong I etwas breiter auseinander als die Schultern. Siehe Zeichnung 2.

1
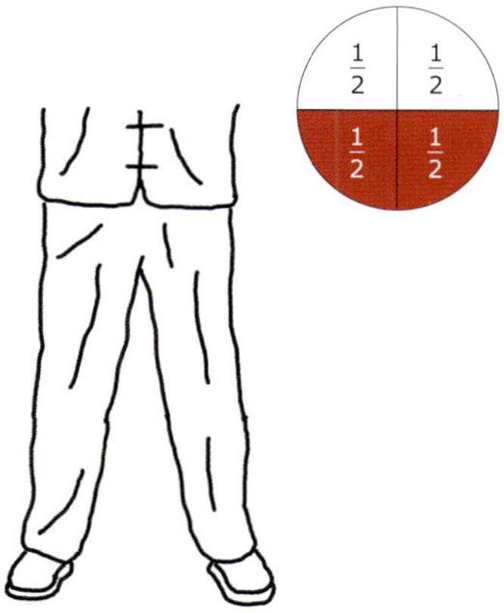


2
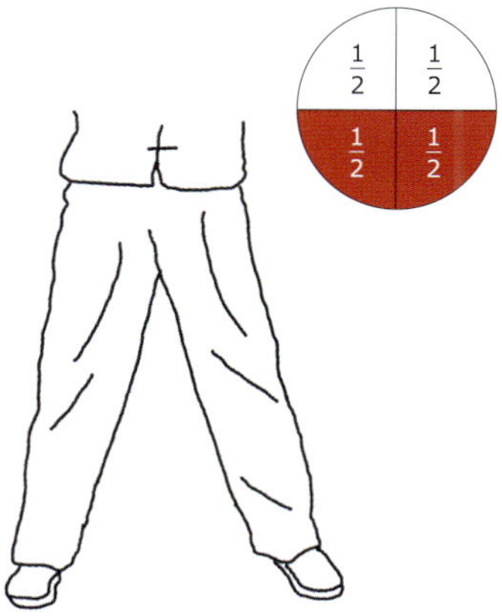

B) MaBu 马步 Pferdeschritt (Reiter-Stellung)

Bei dieser Position ist das Körpergewicht gleichmäßig auf beide Beine verlagert und die Knie sind gebeugt. Die Knie zeigen in dieselbe Richtung wie die Fußspitzen und gehen nicht über die Zehen hinaus, um Verletzungen der Knie zu vermeiden. Siehe Zeichnung 3.

3

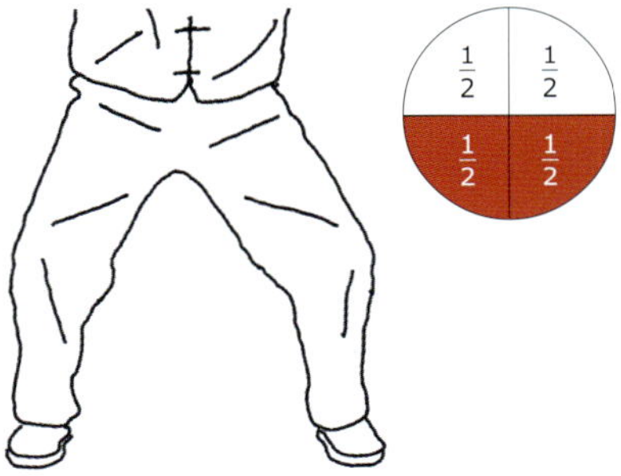


C) XieBu 歇步 Ruhender Schritt

Bei dieser Stellung geht man mit überkreuzten Beinen in die Hocke. Bei einem rechten XieBu berührt der rechte (vordere) Fuß mit der ganzen Fußsohle den Boden. Die Fußspitze ist dabei leicht nach außen gerichtet. Der linke Fuß ruht auf dem Ballen, das Knie drückt sich an die Außenseite des rechten Unterschenkels. Das Gesäß nähert sich der Ferse des linken Fußes. Das Gewicht ist etwa gleichmäßig auf beide Beine verteilt und der Oberkörper bleibt aufrecht. Siehe Zeichnung 4.

4

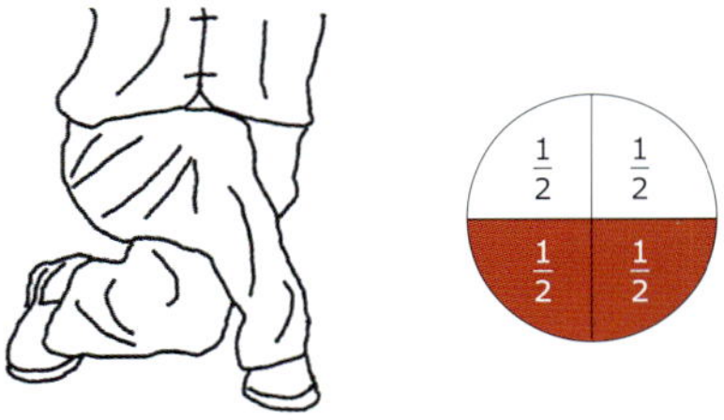


D) CeGongBu 侧弓步 Seitlicher Bogenschritt

Wie beim Bogenschritt wird das Körpergewicht zu zwei Dritteln auf das gebeugte Bein und zu einem Drittel auf das gestreckte Bein verteilt. Die Füße schauen nach vorne und befinden sich auf einer Linie. Siehe Zeichnung 5.

5

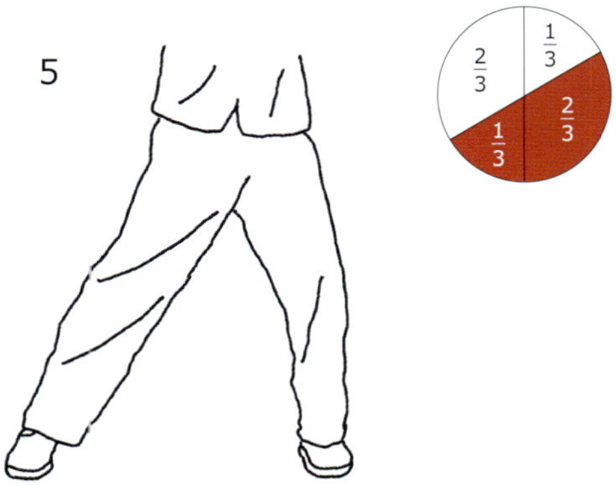

E) DingBu 丁步 T-Schritt

Das Körpergewicht befindet sich wie beim Seitlichen Bogenschritt zu zwei Dritteln auf dem gebeugten Bein und zu einem Drittel auf dem gestreckten Bein. Das gestreckte Bein steht in einem Winkel von 90° zu dem gebeugten Bein. Es gibt einen kleinen und einen großen DingBu. Die Zeichnung 6 zeigt einen großen DingBu.

6

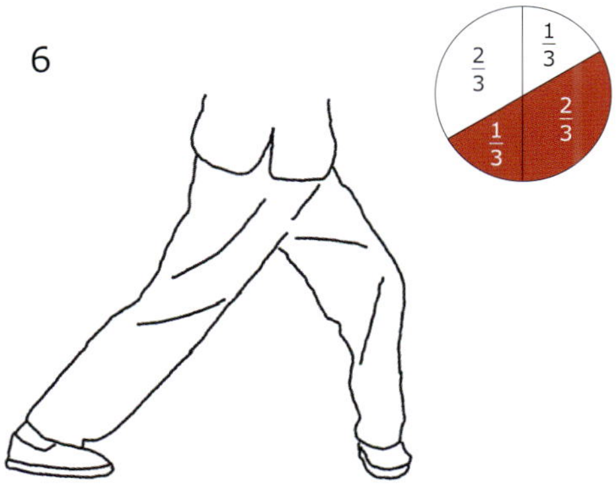


F) XuBu 虚步 Leerer Schritt

Das Gewicht des Körpers befindet sich zu acht Zehnteln auf dem hinteren Bein und zu zwei Zehnteln auf dem anderen Bein. Die Ferse wird bei dem Bein, das weniger belastet ist, vom Boden gelöst (siehe Zeichnung 7) oder aufgesetzt (siehe Zeichnung 8). Der Fuß bleibt gerade nach vorne gerichtet. Das Bein, das das Körpergewicht zum Großteil trägt, steht in einem Winkel von 30° zum anderen Bein.

7

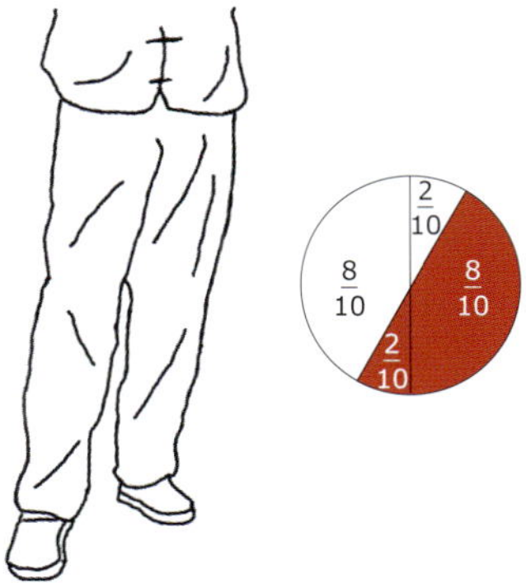


8

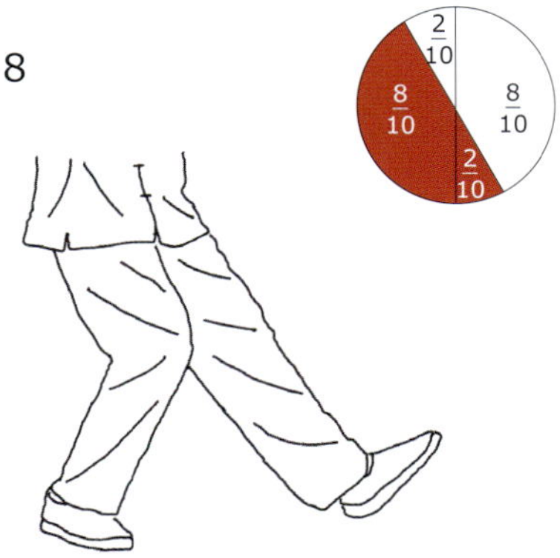


G) DuLiBu 独立步 Einbeiniger Stand

Ein Bein steht natürlich aufrecht und trägt das volle Gewicht des Körpers, während das andere Bein angewinkelt und im 90-Grad-Winkel zum Oberkörper angehoben wird. Siehe Zeichnung 9.

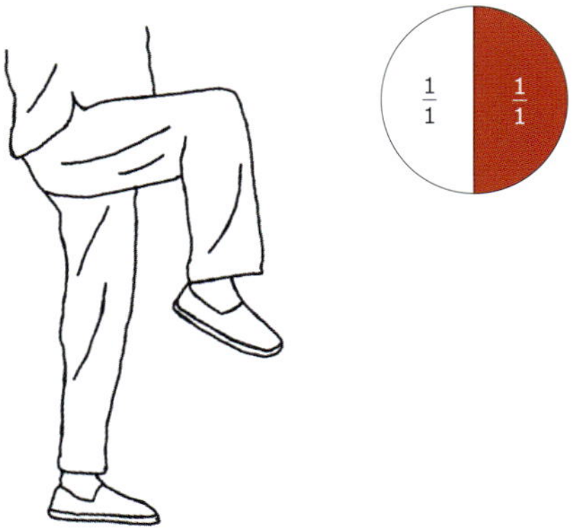


9

# Health Practice with the Rotation of the Plate

## PanZi Gong II

## Introduction

Considering many people's wishes for fitness, I have developed a second form of PanZi Gong on the basis of the Health Practice with the Rotation of the Plate which is called PanZi Gong. Compared to PanZi Gong I, the quantity of exercises, the range of movements and the degree of difficulties were slightly raised and combined with a bigger number of sports activities. Thus PanZi Gong II represents a completion of the original form, taking into account people's various states of condition.

I. The characteristics of PanZi Gong

1. The turns of the plates are circular. Circular movements are very effective in sport, as they correspond to a natural and safe kind of movement. A small amount of energy and power only is required, whereas the physical effect is big.

2. PanZi Gong is very much like TaiJi (Quan), but it is not identical to TaiJi (Quan):
The movements are slow, regular, soft, relaxed etc. as they are in TaiJi (Quan). The rhythm and the swingings also correspond to the typical character of TaiJi (Quan).
But in TaiJi (Quan) the following requirements as to carriage must be fulfilled: "Zhong" (middle), "Zheng" (straight), "An" (safe) and "Shu" (comfortable). The movements of head and upper part of the body have got to follow these criteria strictly.
In comparison with TaiJi (Quan), in the movements of PanZi Gong these rules need not be observed. In order not to drop the plates, the carriage sometimes must be inclined, bowed or bent. Your head is inclined forwards onto your drawn-in chest or your head is lifted, at the same time bending the upper part of your body backwards, forming a bow. In this way every limb and joint of your body is moved intensively. The sequences of movement are thus extraordinarily stimulated and trained in a well-balanced fashion.
The exercises of PanZi Gong thus may complete the forms of TaiJi (Quan).

3. The plates can arouse interest and enthusiasm for practice:
A) Taking delight in the exercise
Everybody will try to hold the plates and not drop them. In training, motivation and interest are stimulated in this way.

B) Freedom of the exercise

You can practise with one plate, two plates or even without a plate. You can carry out one exercise or the complete form. You do not require much room or time. Consequently, the freedom of the exercise guarantees a large amount of comfort.

C) The practicability of the exercise

The exercises are simple and can be learned easily. By means of the exercises physical functions can be improved and certain disease symptoms can be eased – which finally has a positive effect on your health. PanZi Gong is suited for every kind of physical constitution. As an aerobic sport, PanZi Gong furthers the constant intake of oxygen, which means that the energy for the work of the muscles is gained by burning fats and carbohydrates. You can practise PanZi Gong on your own or in a group.

## II. The effects of PanZi Gong

1. The exercises of PanZi Gong can improve and develop physical pliability and the coordination of the movements of the human body. The sense of balance and the control of the body are trained.

2. It is well-suited to prevent illnesses of the musculoskeletal system, especially concerning the vertebral column and shoulder region. Moreover, it can help to improve the faculty of vision. Additionally, ailments developed because of an inclined bearing of the head and/or because being in a sitting position for a long time, for example when doing computer work or when using a smartphone excessively, can be effectively corrected by the exercises.

3. PanZi Gong is suited for many people. The elderly can not only prolong their lives with its help, but also care for themselves for a longer span of time. Teenagers and people in their middle years can develop and improve the pliability of their bodies. Working people can keep fit and prevent so-called professional diseases with the help of the exercises.

4. PanZi Gong is a sport with movements for the entire body. As long as the plates are moving, all the joints, muscles and sinews of the body must follow these movements, even the eyes will turn in the direction of the plates. The movement of one part of the body leads to the movement of all body parts, one movement will create a hundred movements. The effect of this is that if one passage becomes free, a hundred other passaged are freed. This theory corresponds to the principle of Traditional Chinese Medicine that the body will be free of pain if it is free.

III. Important hints concerning the exercise

1. Before starting the exercise you should first warm up your body by an adequate number of preliminary exercises in order to avoid injuries of your waist, joints, muscles and sinew.

2. You should carry out the exercises according to the following principles:
Proceed step by step. Do only what you are able to do. Various degrees of intensity according to age group and individual condition.

3. Each beneficial exercise can be learned easily, but it is difficult to keep up constant training. You will only succeed if you perform the exercises persistently.

4. The entire PanZi Gong form can be performed every day or every second day, depending on your physical condition. You can also train single exercises of the form. In order to attain a positive effect of your training, five or ten minutes are sufficient. The entire time of exercise should not exceed 20 minutes.

5. Persons suffering from heart diseases, vascular diseases, disc prolapse etc. must not perform these exercises or only after having consulted a physician. Moreover, pregnant women and people tending towatds vertigo should not make this exercis.

IV. Explanations and Annotations Concerning the Form

1. Speaking of the right hand, the "interior rotation" is the rotation towards the little finger (meaning anti-clockwise) to create the forehand, whereas the "outer rotation" is the rotation towards the thumb (clock-wise) to create the backhand.

2. Everybody should find for themselves an adequate way of breathing:
"Breathing in deeply and breathing out slowly"; "breathing in first, then breathing out"; "when lifting, breathe in, when letting fall, breathe out"; "breathe naturally"; and so on.
As an example in exercise I "Lift the Plates Towards the Sun", you breathe in while lifting and straightening your arms, and you breathe out when you guide your arms back towards your shoulders. Contrary to this in exercise VII "The Monkey Presents the Peaches", you breathe in first for beat 1, and then you breathe out first when performing beat 2. For each rotating movement you can use "natural breathing".

3. Differences between PanZi Gong I and PanZi Gong II
A) Initial position: Regarding PanZi Gong I, your feet are somewhat wider apart than your shoulders (illustration A, page 19), and regarding PanZi Gong II, the distance of your feet is about shoulder-broad (illustration B, page 19).

B) Height of the plates: Regarding PanZi Gong I, the plates are at breast-height and your elbows are bent (see illustration A, page 19). Regarding PanZi Gong II, the plates are laterally at your waist (see illustration B, page 19).
C) Holding the plates differently: In PanZi Gong I, the circular base of the plate is on your palm (see drawing C, page 20). In the second form of PanZi Gong, the circular base of the plate is placed on your fingers (see drawing D, page 20).

4. The eight exercises of PanZi Gong II offer an additional choice of movements with a higher difficulty level. They are mentioned in the context of the respective exercises. These movements are well-suited for teenagers and people in their middle years as well as generally for persons with a good state of health. Giving an example, you can also perform the second movement of "The Monkey Presents the Peaches" on one leg (DuLiBu – One-Leg Stance). This is a good example illustrating the higher difficulty level.

5. The number of movements is expressed in beats[1]. Each movement is one beat. This means that if, as an example, beats 5 to 8 are like beats 1 to 4, the movements 5 to 8 have got to be performed like the movements 1 to 4.

6. The movements of the entire form are swift or slow, the slow movements predominating. Loose and firm movements are combined, looseness being in the foreground.

7. As to the movements of the legs, it is important to differentiate between full (weighted) and free (not weighted). This is expressed by the concept XuShi 虚实. The movements of the hands are distinguished in "leading" and "following".

8. Every exercise starts from the initial position and finishes at the end (at the last beat) in the initial position again.

Professor Ding HongYu
NanJing, August 2015

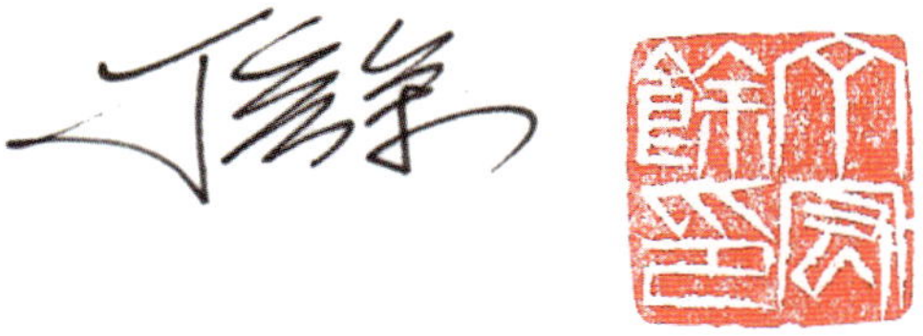

[1] Each single exercise consists of eight beats or eight movements, respectively. In Chinese you say: YiPai 一拍, meaning one time eight beats or ErPai 二拍, two times eight beats, SanPai 三排, three times eight beats and so on.

## Power of Imagination

1. The Power of Imagination is called YiShou 意守 or YiZai 意在 in Chinese. This is an important aspect in practising QiGong. "Yi" represents consciousness, objective or spirit, "Shou" means to concentrate and to direct your attention at certain points or centres of energy. In this way, diverting thoughts are meant to be eliminated.

2. YiShou in PanZi Gong I
In practising PanZi Gong I, your attention is directed at LaoGong Point, MingMen Point and at the Inferior DanTian. See diagram.

3. YiShou in PanZi Gong II
Contrary to PanZi Gong I, in practising PanZi Gong II, your attention in each exercise is directed at two points at the same time. YongQuan Point, which is situated on the Kidney Meridian, is newly added in the second form. See diagram.

| Form | PanZi Gong I | | | PanZi Gong II | | | |
|---|---|---|---|---|---|---|---|
| Exercise | DanTian | LaoGong | MingMen | DanTian | LaoGong | MingMen | YongQuan |
| I. | ● | | | ● | ● | | |
| II. | | | ● | ● | ● | | |
| III. | | ● | | ● | ● | | |
| IV. | | ● | | | ● | ● | |
| V. | ● | | | ● | ● | | |
| VI. | | | ● | | ● | ● | |
| VII. | | ● | | | ● | | ● |
| VIII. | ● | | | ● | ● | | |

DanTian 丹田 Centres of Energy

You distinguish three energy-centres, the upper, middle and inferior DanTian. The upper DanTian is situated in the region of the forehead between the eyebrows (at YinTang Point). The middle DanTian is situated in the middle of the breastbone (at ShanZhong Point), and the inferior DanTian is in the area of the abdomen, about 3,5 cm beneath the navel (at GuanYuan Point). These centres of energy are not situated on the surface of the body.

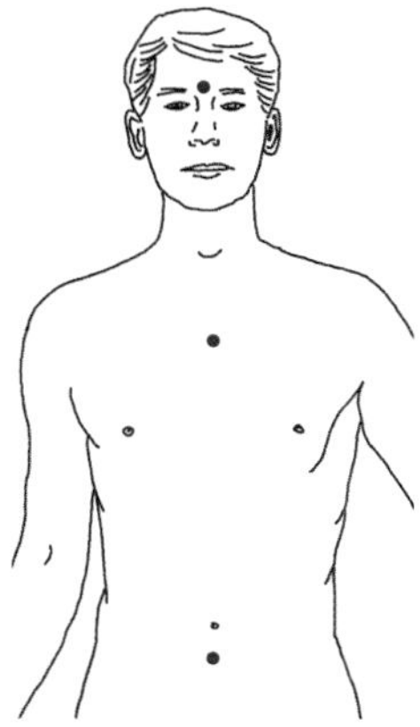

LaoGong 劳宫穴 Palace of Work

This point is situated in the middle of your palm on the Pericardial Meridian. The Chinese name of this meridian is XinBao.

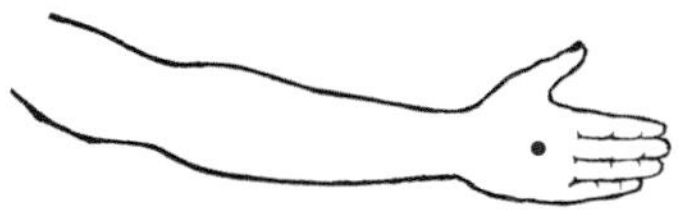

MingMen 命门穴 Gate of Life

This point is situated in the region of the nether back on the Leader Vessel. The Chinese name of this meridian is DuMai.

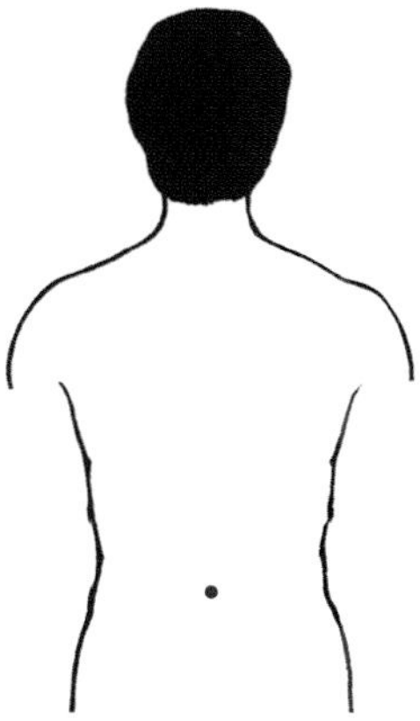

YongQuan 涌泉穴 Bubbling Spring

This point is situated on the Kidney Channel on the sole of your foot. The Chinese name of this meridian is Shen Jing.

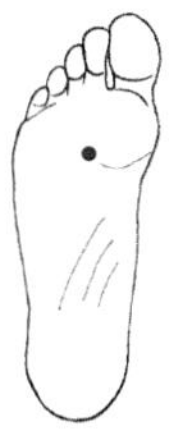

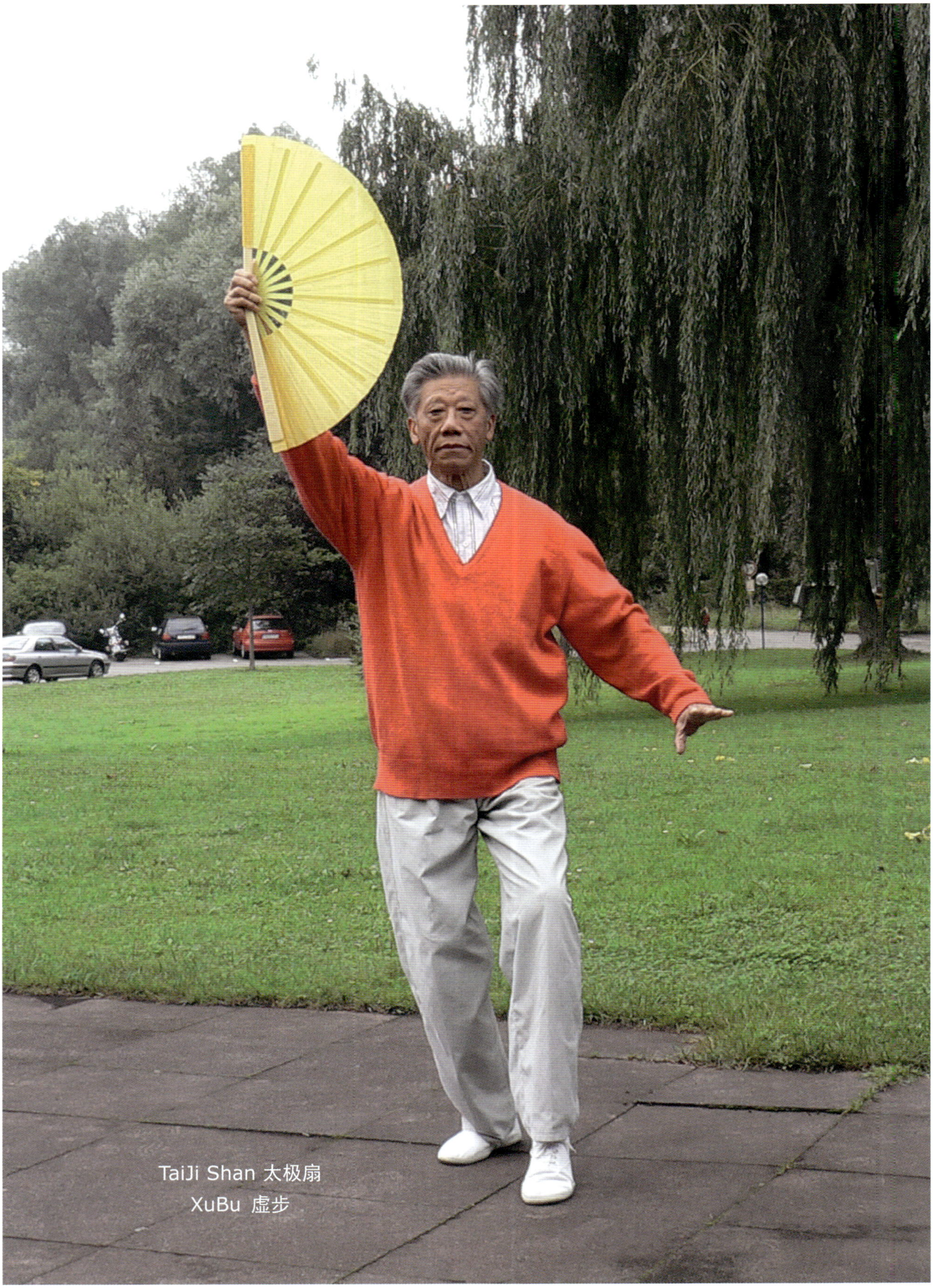

TaiJi Shan 太极扇
XuBu 虚步

## Differences Between Full and Free Steps

1. The task of the legs:
A) Your arms support the weight of your body, either with both legs or with one leg only. Practising TaiJi and PanZi Gong, the body weight is often borne by one leg. This is the task of the full steps.
B) The movements on the ground or in the air are performed by your free leg. This is the task of the free leg.

2. Your two feet are differentiated in full (weighted) and free (not weighted). Your body weight is shifted to and fro from one foot to the other one. There are completely full and completely free steps, half full and half free steps, mostly full or less full steps. Regarding your legs, there is a constant change from full to free and vice versa. As to the movements of your leg in the air, it must be completely free; as to the movements on the ground, there applies half free or mostly free. If a movement is performed on a full leg, you must first change to a free leg.

3. It is important to differentiate quite clearly between full and free: Regarding forward as well as backward steps, you must by all means avoid to shift your point of gravity to the back or front, when the free step is set on the ground (regarding forward steps, set your foot down on your heel, as to backward steps, on the tip of your foot).

4. Foot positions
A) KaiLiBu 开立步 Open Step
Your body weight is equally shifted on both your feet. The KaiLiBu position is used as a starting position in many forms. Your feet are apart at shoulder-breadth in KaiLiBu. This is also the initial position in PanZi Gong II. See drawing 1. Contrary to this, in the initial position of PanZi Gong I, your feet are somewhat wider apart than shoulder-breadth. See drawing 2.

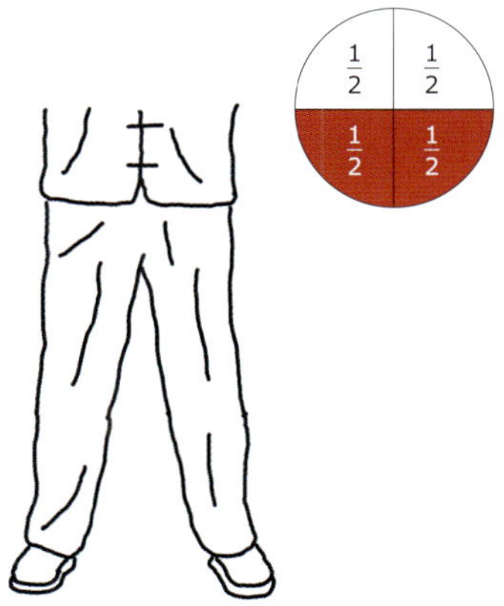

1

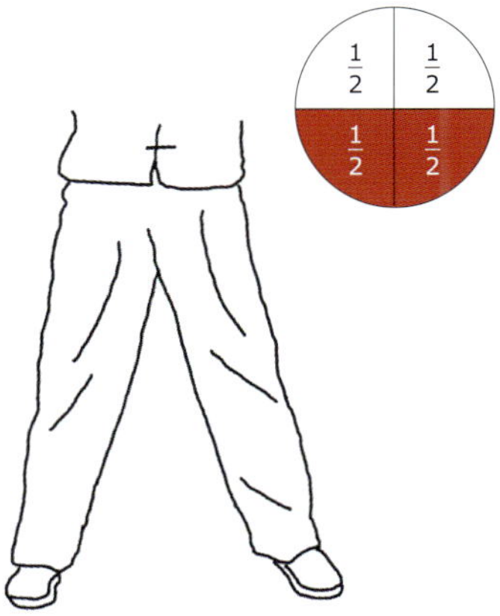

2

B) MaBu 马步 Horse Step (Rider Position)

In this position your body weight is equally shifted on both legs and your knees are bent. Your knees point in the same direction as the tips of your toes and do not go farther than your toes to avoid injuries of your knees. See drawing 3.

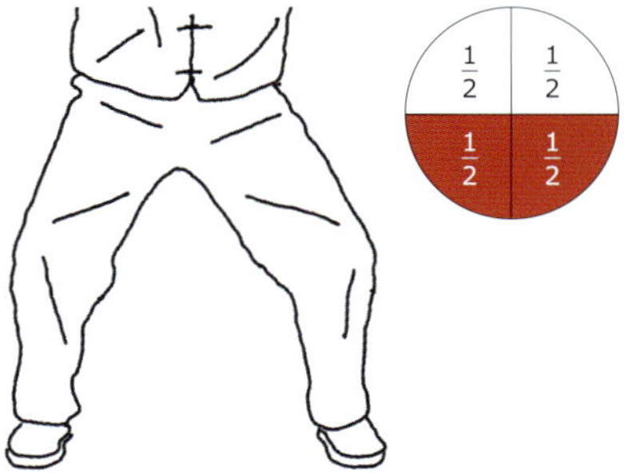


3

C) XieBu 歇步 Resting Step

In this position you squat with crossed legs. In a right hand side XieBu your right (foremost) foot touches the ground with the entire sole, the tip of your toe being pointed slightly outwards. Your left foot is resting on the ball, your knee pressing the outward region of your left shin-bone. Your bottom is nearing the heel of your left foot. Your weight is distributed about equally on both legs, your upper body remaining upright. See drawing 4.

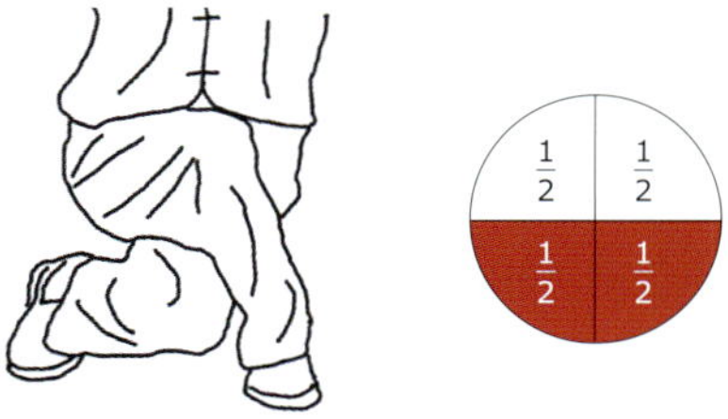


4

D) CeGongBu 侧弓步 Lateral Bow Step

Your body weight is distributed by two thirds on your bent leg and by one third on your stret-ched leg as in a Bow Step. See drawing 5.

5

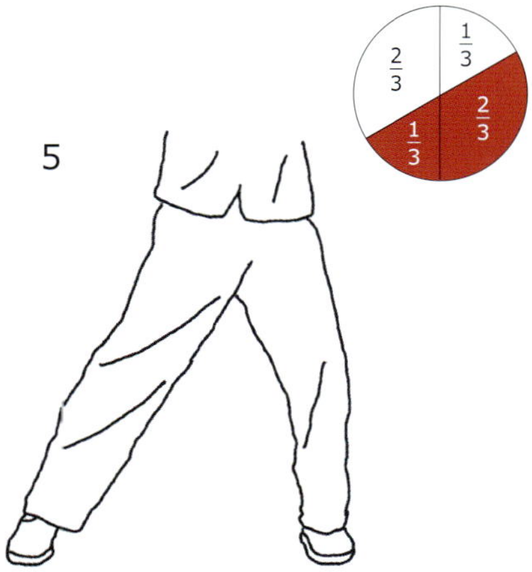

E) DingBu 丁步 T-Step

Your body weight is by two thirds on your bent leg, by one third on your stretched leg as in a Lateral Bow Step. Your stretched leg is at an angle of 90° to your bent leg. There is a small and a big DingBu. Drawing 6 shows a big DingBu.

6

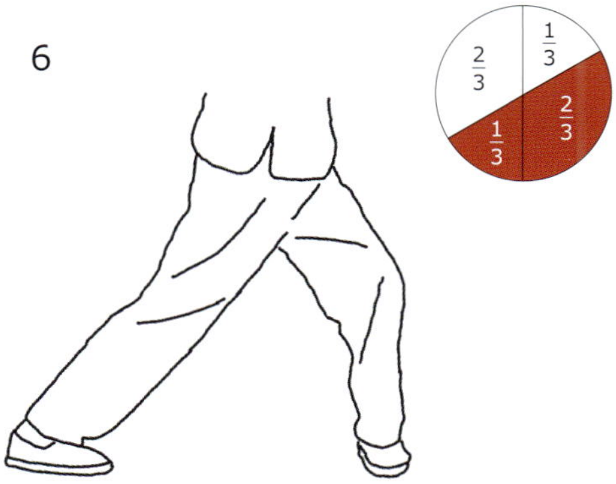


F) XuBu 虛步 Empty Step

Your bodyweight is on your stretched leg by eight tenths and on the other leg by two tenths. The leg which bears less weight detaches its heel off the ground (see drawing 7) or is set on the ground (see drawing 8). Your foot remains directed straight forward. The leg which bears most of your bodyweight has an angle of 30° to the other leg.

7

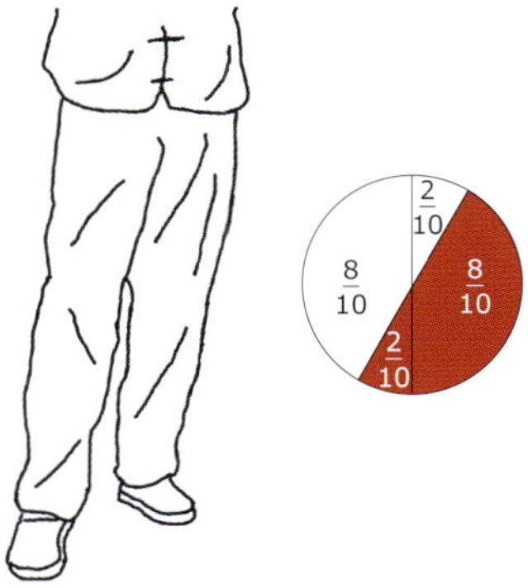


8

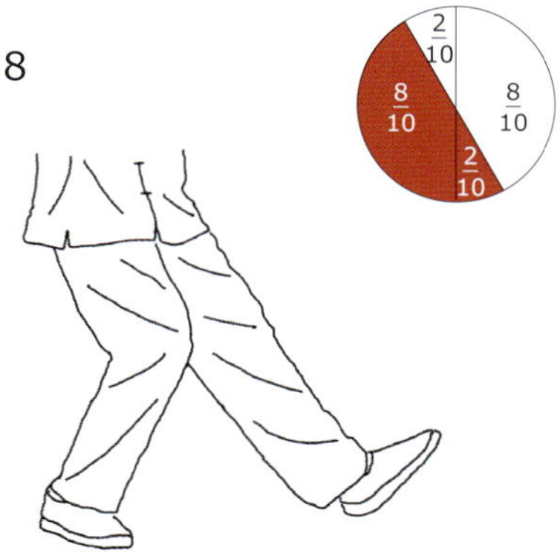


G) DuLiBu 独立步 One-Leg Step

One leg is standing naturally upright, bearing the entire body weight, whereas the other leg is bent and lifted towards your upper body at an angle of 90°. See drawing 9.

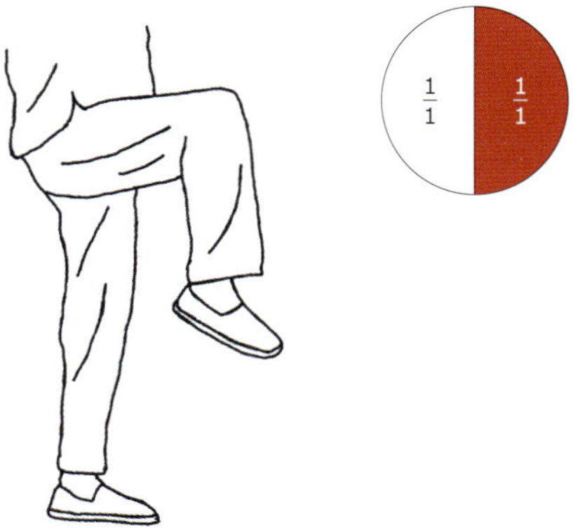


9

# 标记注释

a）箭头指出运动方向，用左手臂和左腿做的动作用间断的线条表示，用右手臂和右腿做的动作用不间断的线条表示。用点连成的线条指出头部、腰部和身体的转动方向。箭头结束的地方同时也是下一个动作的开始。重复动作的开始用红色箭头标示。

b）在圆圈内的数字标示动作第几节。它和框架一样，也表示动作段落结束。

a）

左箭头
links
left

右箭头
rechts
right

头部和腰部的方向
Kopf-/Hüft-/Taillen-/ Körperrichtung
head/hip/waistline / body direction

重复
Wiederholung
repetition

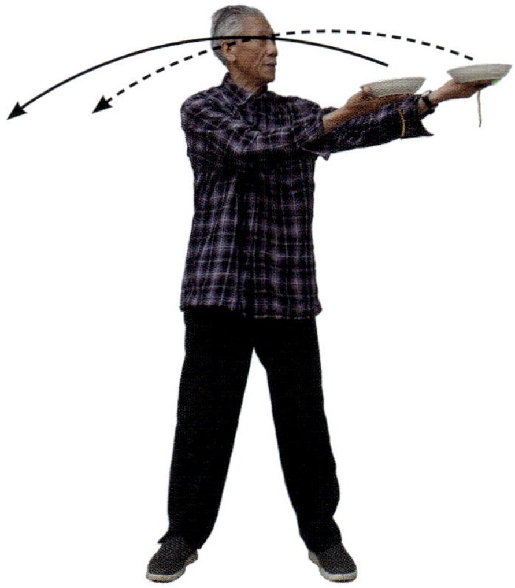

## Zeichenerklärung

a) Die Pfeile geben die Bewegungsrichtungen vor. Die Bewegungen mit dem linken Arm und dem linken Bein sind mit einer gestrichelten Linie dargestellt, die Bewegungen mit rechts mit einer durchgezogenen Linie.
Die Bewegungen des Kopfes, der Hüfte, der Taille und des Körpers sind mit einer gepunkteten Linie dargestellt. Das Ende der Pfeilspitze zeigt immer die Anfangsposition der darauffolgenden Bewegung. Der Anfang einer Wiederholung ist mit roten Pfeilen gekennzeichnet.
b) Die Zahl im Kreis gibt den Bewegungsabschnitt der jeweiligen Übung an. Außerdem zeigt sie, ebenso wie der Rahmen, das Ende eines Bewegungsabschnitts.

## Key to the Symbols Used

a) The arrows show the directions of movement. The movements with your left arm and your left leg are symbolized by a broken line, the movements on the right hand side by means of an unbroken line.
The movements of head, hip, waistline and body are shown by means of a dotted line. The end of the arrow point always marks the initial position of the following movement. The beginning of a repetition is marked by red arrows.
b) The number in the circle shows the sequence of movement of the respective exercise. In addition, the number shows – like the frame – the end of each sequence of movement.

b)

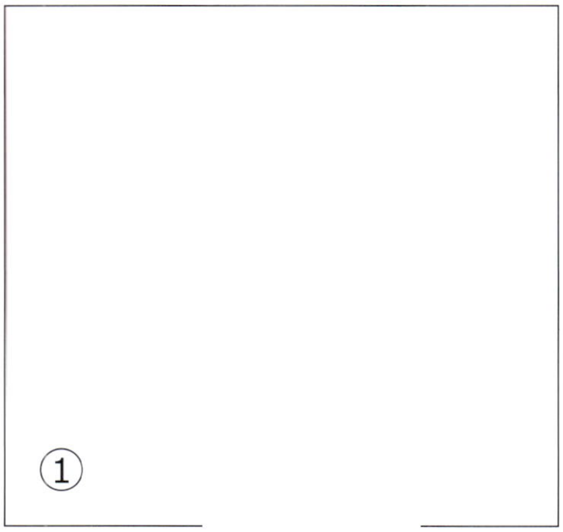


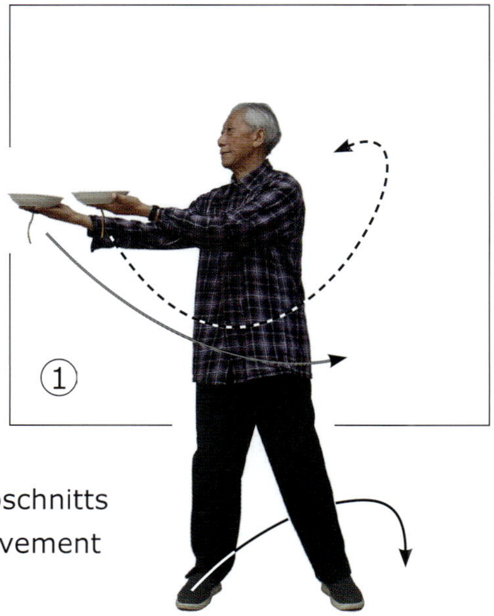


动作段落结束
Ende des Bewegungsabschnitts
end of sequence of movement

# 转盘健身功　第二套

（简称：盘子功二）

预备式：两足开立，与肩同宽，双手托盘，置于腰侧，呼吸自然，目光平视，全身放松。（图1）

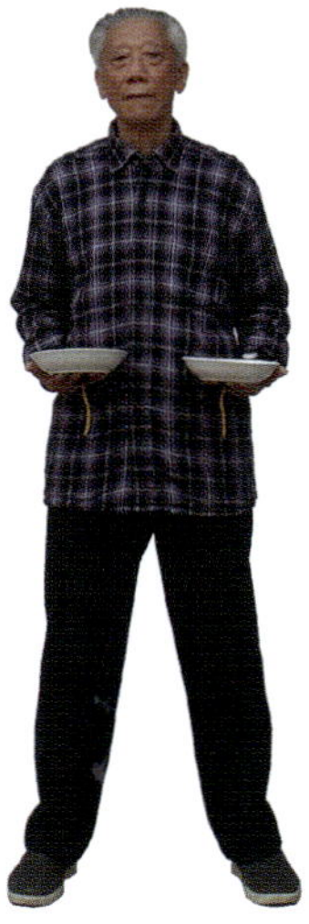

1

# Gesundheitsübung mit der Tellerdrehung

(PanZi Gong – Teller Gong)

## PanZi Gong II

Ausgangsstellung
Die Füße parallel stellen, schulterbreit auseinander. Die Hände tragen die Teller und befinden sich seitlich an der Taille. Natürlich atmen, den Blick gerade nach vorne richten und den ganzen Körper entspannen. Siehe Bild 1.

# Health Practice with the Rotation of the Plate

(PanZi Gong – Plate Gong)

## PanZi Gong II

Initial Position
Set your feet parallel, a shoulder breadth apart. Your hands, being at your sides at your waist, are carrying the plates. Breathe naturally, directing your gaze to the front and relaxing your entire body. See illustration 1.

# 第一式：举盘升阳

1. 吸气时，双手上提，弧线向前伸出（至前平举）。（图1，2）

2. 呼气时，两手向两侧平分于肩上，手指向后（或对耳轮）。（图3）

3. 吸气时，两手上托（顶），手指相对，使身体尽量拉长（舒胸、抬头、收腹），足跟稍提起。（图4）

4. 呼气时，足跟着地，同时两手经前方下落交叉于胸前（手与肩相平）。（图5）

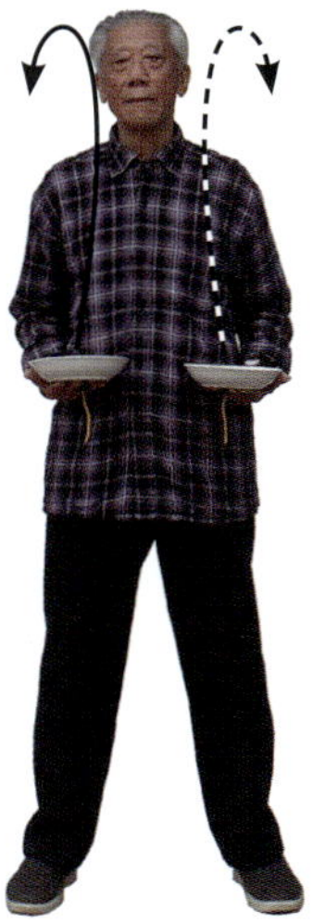

1

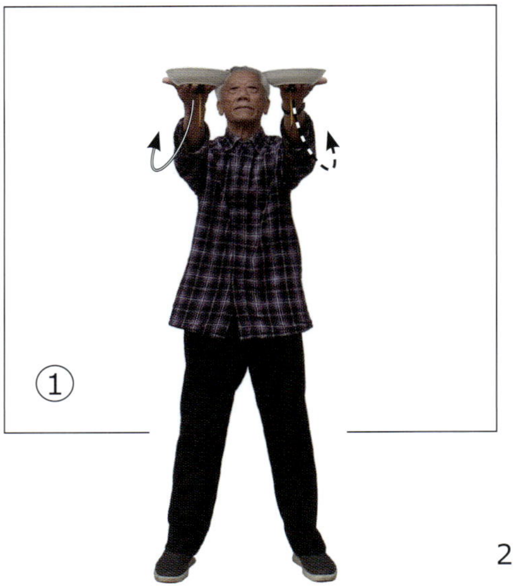


2

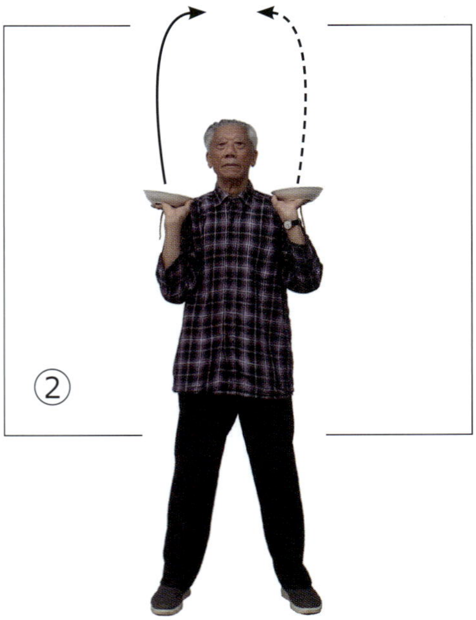


3

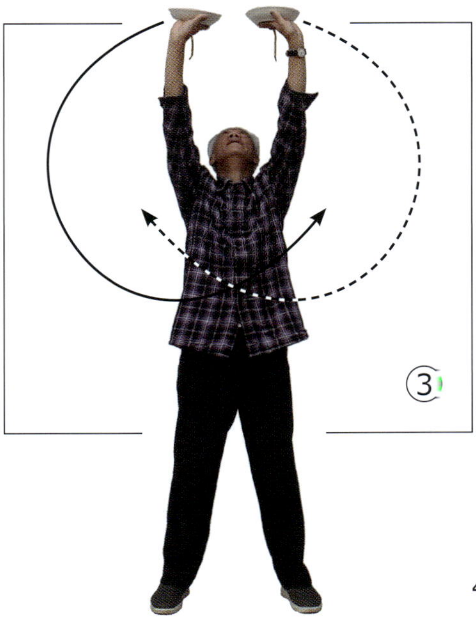


4

## I. Die Teller der Sonne entgegenheben

1. Mit der Einatmung die Hände anheben und gleichzeitig nach vorne strecken (etwa in Augenhöhe). Siehe Bilder 1 und 2.
2. Mit der Ausatmung die Hände zu den Schultern führen, die Finger zeigen nach hinten und berühren die Schultern oder zeigen in Richtung der Ohrläppchen. Siehe Bild 3.
3. Bei der Einatmung die Arme nach oben strecken, die Finger schauen zueinander. Um den Körper möglichst zu strecken, die Brust herausstrecken, den Kopf heben und den Bauch einziehen. Die Fersen dabei leicht anheben. Siehe Bild 4.
4. Mit der Ausatmung kommen die Fersen auf den Boden zurück. Gleichzeitig die Hände in einem Bogen nach unten bringen und die Arme vor der Brust kreuzen (Hände und Schultern sind auf gleicher Höhe). Siehe Bild 5.

## I. Lift the Plates Towards the Sun

1. While breathing in lift your hands, stretching them forward at the same time (at eye-height, approximately). See illustrations 1 and 2.
2. While breathing out guide your hands towards your shoulders, your fingers showing backwards and touching your shoulders or pointing in the direction of your earlobes. Illustration 3.
3. While breathing in stretch your arms upwards, your fingers showing towards each other. In order to stretch your body optimally, widen your chest, lift your head and draw in your belly, slightly lifting your heels at the same time. See illustration 4.
4. While breathing out put your heels back down on the ground. At the same time guide your hands downwards in a bow and cross your arms in front of your chest (your hands and shoulders being positioned at the same height). See illustration 5.

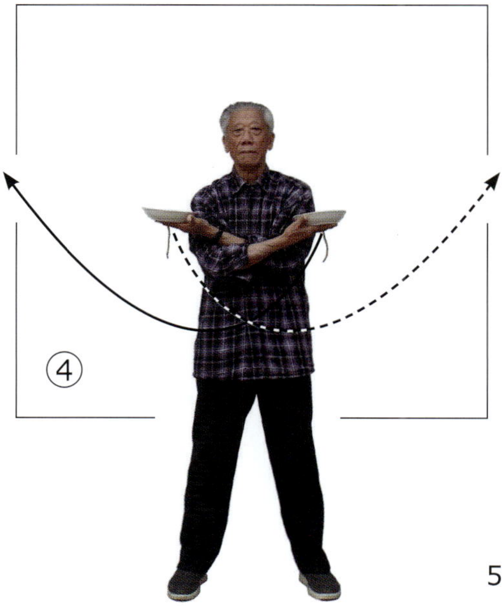


5

5. 吸气时，双手左右拉开。（图6）

6. 呼气时，双手外旋向上弧形架盘，手臂撑圆、手指相对、目视前方，同时两腿下蹲成高马步，上体保持正直。（图7）

7. 吸气时，身体起立，双手下落向前伸出。（图8）

8. 呼气时，身体起立，双手前摆收回腰间。（图9）

共做两个八拍。

第6动如想加大难度，可把高马步换成马步或低马步做动作。（图10）

意守：丹田、劳宫

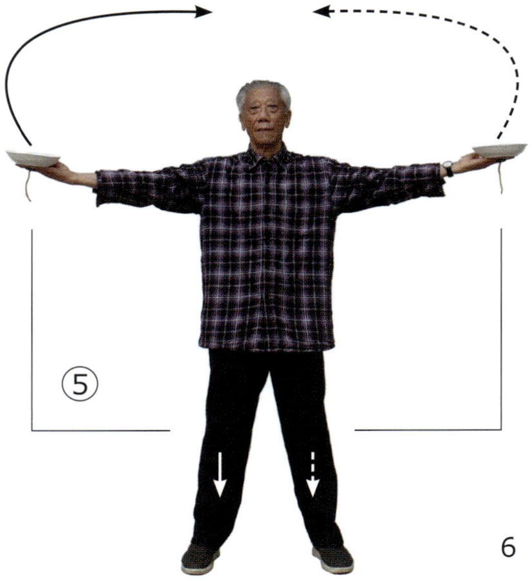

6

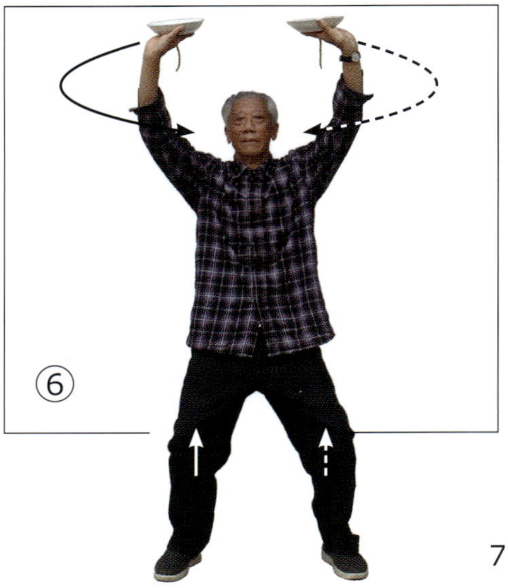

7

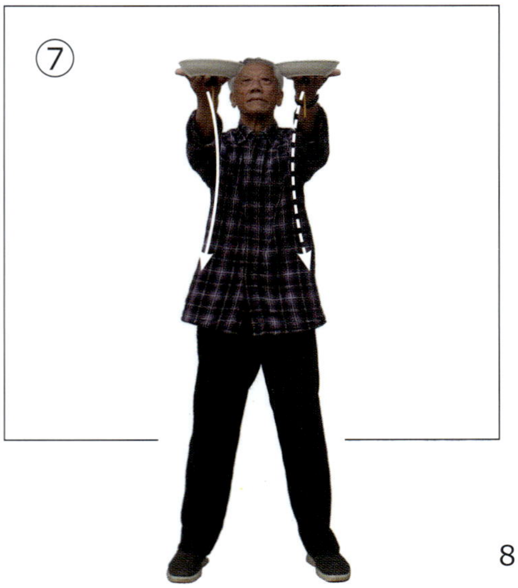

8

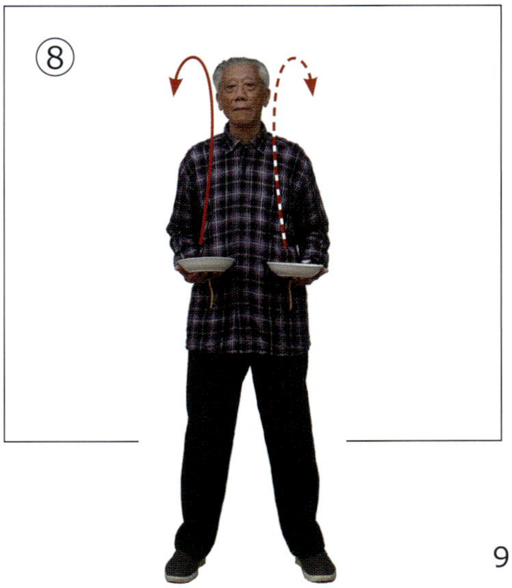

9

5. Mit der Einatmung die Arme auf Schulterhöhe rechts und links zur Seite ausstrecken. Bild 6.
6. Mit der Ausatmung die Hände nach links und rechts außen und oben über Kopfhöhe drehen. Die Arme bilden dabei gleichsam eine bogenförmige Ablage, die Fingerspitzen schauen zueinander. Dabei die Knie beugen zur hohen Reiter-Stellung (MaBu). Der Oberkörper bleibt aufrecht und der Blick wird nach vorne gerichtet. Siehe Bild 7.
7. Mit der Einatmung die Beine strecken und die Hände auf Augenhöhe in einem Bogen nach vorne führen, bis die Arme gestreckt sind. Siehe Bild 8.
8. Mit der Ausatmung die Hände nach unten zur Ausgangsposition (Taille) zurückbringen. Bild 9.

Die Bewegungen 1 — 8 zweimal ausführen. Beim Takt 6 kann man auch eine mittlere oder tiefe Reiter-Stellung (MaBu) einnehmen. Siehe Bild 10. Die Vorstellungskraft (YiShou) wird auf das DanTian und den Punkt LaoGong gelenkt.

5. While breathing in stretch your arms to your right and left hand sides at shoulder-height. See illustration 6.
6. While breathing out turn your hands outwards and upwards to the left and right above head-height. Your arms practically form a bow-shaped place of deposit, your fingertips showing towards each other. At the same time bend your knees to the High Rider Position (MaBu). Your upper body remains erect and your gaze is directed straight ahead. See illustration 7.
7. While breathing in stretch your legs and guide your hands to the front at eye-height till your arms are stretched completely. See illustration 8.
8. While breathing out guide your hands back to the initial position (waist-line). See illustration 9.

Carry out the movements 1 — 8 twice. In beat 6 you can perform a middle or low Rider Position (MaBu). See illustration 10. Your power of imagination (YiShou) is focused on DanTian and Lao Gong Point.

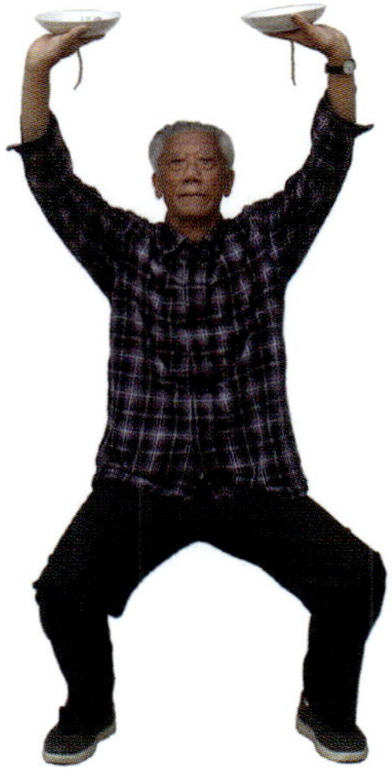

10

## 第二式：仙鹤展翅

1. 身体稍右转，同时左手前摆，右手后摆，随身体左转，两手交于腹前，（右手在上，左手在下），左足收靠于右脚成丁步。（图1，2）

2. 左脚提起向前一步（足跟着地），重心前移至左腿，右腿足尖点地，同时两手前后展开，（左上右下）成斜直线，眼看左手。（图3）

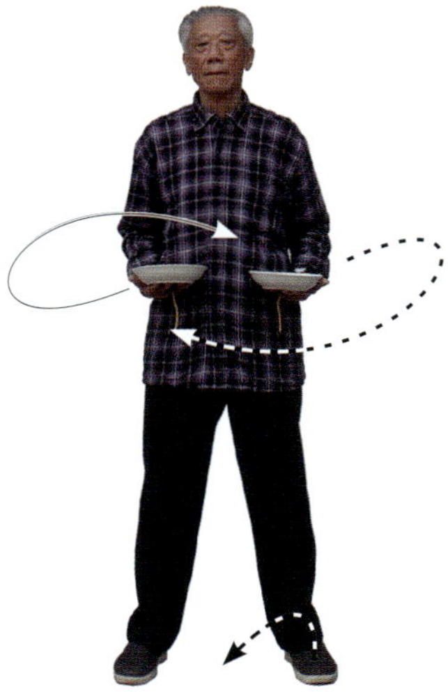
1

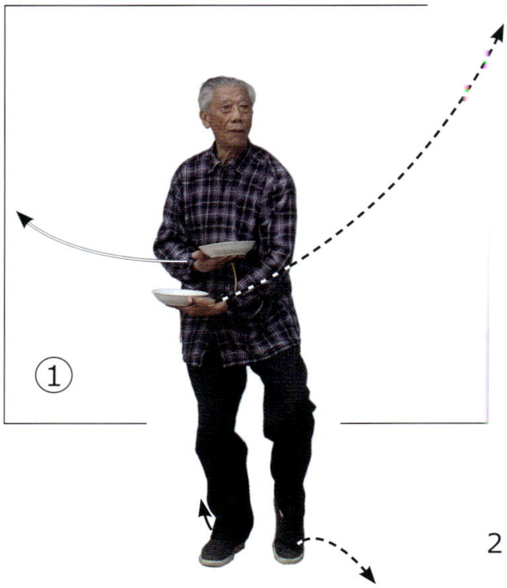

2

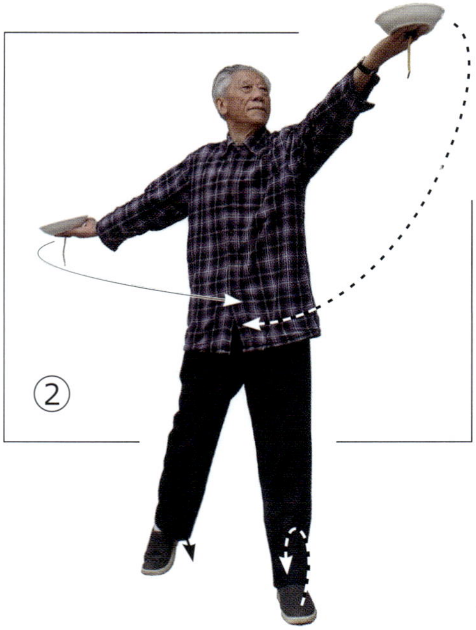

3

## II. Der Kranich breitet seine Flügel aus

1. Den Körper zuerst leicht nach rechts drehen, dabei die linke Hand nach vorne und die rechte Hand nach hinten schwingen. Anschließend den Körper nach links drehen und die Hände zum Bauch führen (die rechte Hand liegt oben, die linke unten). Dabei den linken Fuß zum rechten Fuß heransetzen, zu einem linken T-Schritt (DingBu). Siehe Bilder 1 und 2.
2. Mit dem linken Fuß einen Schritt nach vorne machen (die Ferse berührt den Boden). Anschließend den Schwerpunkt nach vorne auf das linke Bein hin so weit verlagern, bis nur noch die Zehen des rechten Fußes den Boden berühren. Gleichzeitig die linke Hand nach vorne oben und die rechte Hand zurück nach unten führen. Die Arme befinden sich am Ende der Bewegung ausgestreckt in der Diagonalen. Der Blick ist auf die linke Hand gerichtet. Siehe Bild 3.

## II. The Crane Spreads Its Wings

1. First turn your body slightly to the right hand side, swinging your left hand to the front and your right hand backwards. Then turn your body left and guide your hands towards your belly (your right hand being up above, your left hand underneath). At the same time set your left foot next to your right foot to a T-Step (DingBu) at the left hand side. See illustrations 1 and 2.
2. Take a step to the front with your left foot (your heel touching the ground). Next shift your centre of gravity to the front on your left leg, till only the toes of your right foot are touching the ground. At the same time guide your left hand to the front and upwards and your right hand back downwards. Your arms are stretched out diagonally at the end of the movement. Your gaze is directed at your left hand. See illustration 3.

3. 身体稍左转，左足向后一步（与右足平齐），双手收至胸前互绕一圈，同时两腿下蹲，上体保持中正。（图4，5）

4. 身体起立，双手向前下落，收于腰间。（图6，7）

5—8拍同1—4拍，动作相同、对称，其方向相反。

共做两个八拍。

第2和6动如想加大难度，也可以左腿向后摆起。（图8）

意守：劳宫、丹田

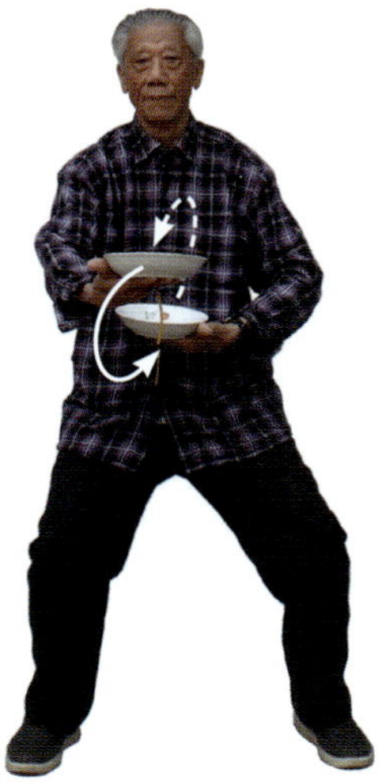

4

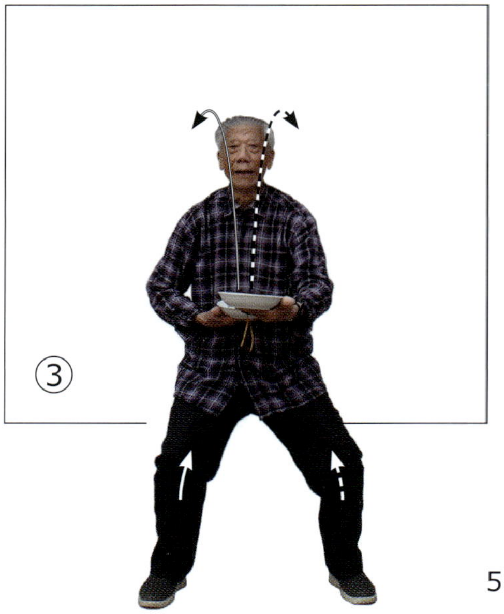


5

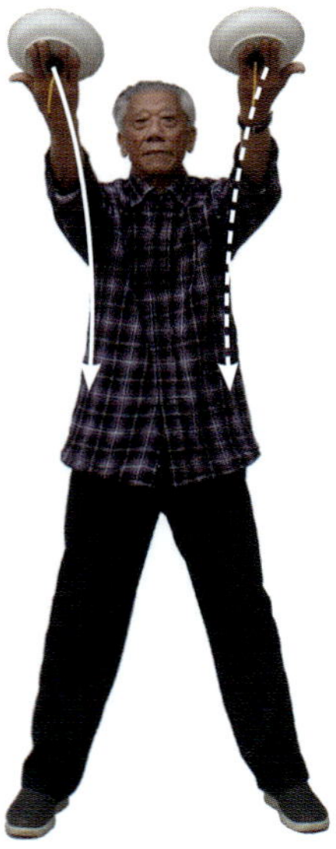

6

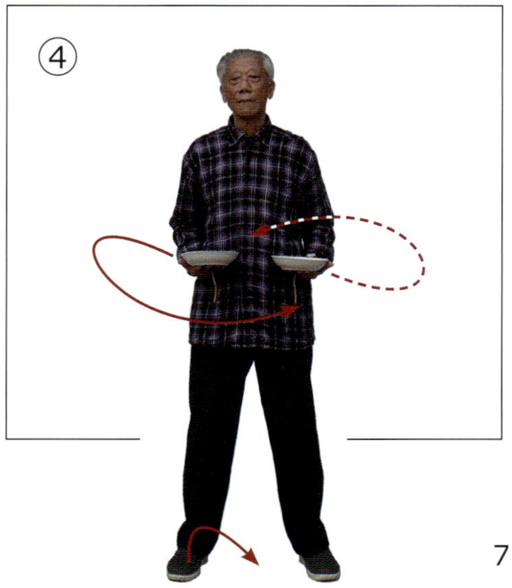


7

3. Den Körper leicht nach links drehen, anschließend den Schwerpunkt auf das rechte Bein verlagern (die rechte Ferse wieder auf den Boden aufsetzen) und den linken Fuß zurück zur Ausgangsposition bringen. Die Knie sind gebeugt und der Oberkörper ist zentriert. Dabei beide Hände zur Körpermitte führen (die linke Hand befindet sich vor dem Bauch). Anschließend kreist die linke Hand vor der Brust über die rechte Hand. Am Ende der Bewegung befindet sich die rechte Hand vor dem Bauch. Siehe Bilder 4 und 5.
4. Den Körper wieder aufrichten und dabei die Hände nach vorne strecken. Anschließend die Hände zur Ausgangsposition (Taille) zurückbringen. Siehe Bilder 6 und 7.
5. — 8. Die gleichen Bewegungen 1 — 4 symmetrisch in die entgegengesetzte Richtung wiederholen.

Die Bewegungen 1 — 8 zweimal ausführen. Bei den Takten 2 und 6 kann man auch das Bein nach hinten schwingen. Siehe Bild 8. Die Vorstellungskraft (YiShou) wird auf den Punkt Lao Gong und das DanTian gelenkt.

3. Turn your body slightly left, then shift your centre of gravity onto your right leg (setting your right heel back on the ground) and get your left foot back to the initial position. Your knees are bent and your upper body is well-centred. At the same time guide both your hands to the middle of your body (your left hand being positioned in front of your belly). Next your left hand is circling above your right hand in front of your chest. At the end of the movement your right hand is positioned in front of your belly. See illustrations 4 and 5.
4. Straighten your body again, stretching your hands to the front. Then guide your hands back to the initial position (waist-line). See illustrations 6 and 7.
5. — 8. Repeat the same movements 1 — 4 symmetrically in the opposite direction.

Carry out the movements 1 — 8 twice.
In beats 2 and 6 you can swing your leg backwards. See illustration 8.
Your power of imagination (YiShou) is focused on LaoGong Point and on DanTian.

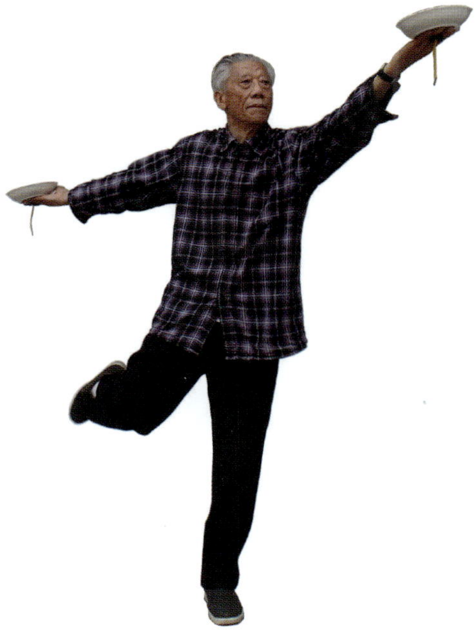

8

# 第三式：推窗望月

1. 两手向左、向上（高不过头）、向右、向下画圆。（图1—3）

2. 左手向左伸出，经外旋架盘于左前方。右手顺势停于左胸下，同时右脚向左后方插步成高歇步，转头望月。（图4）

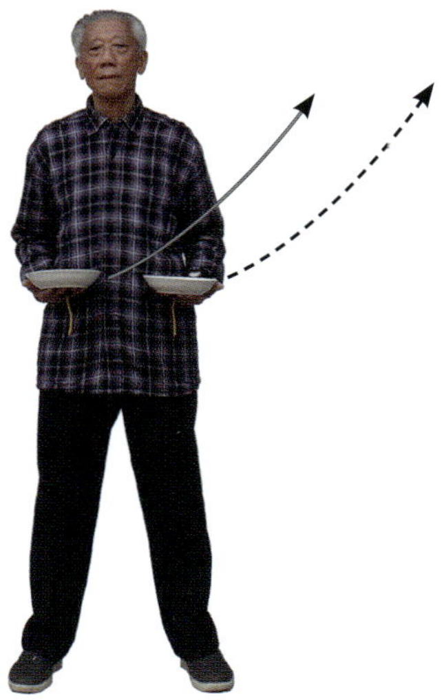

1

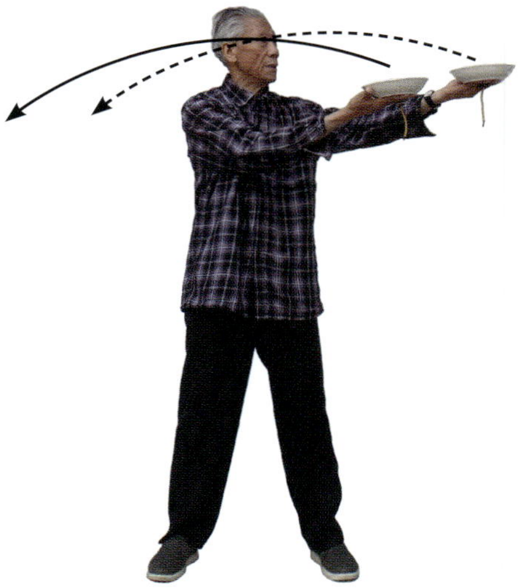

2

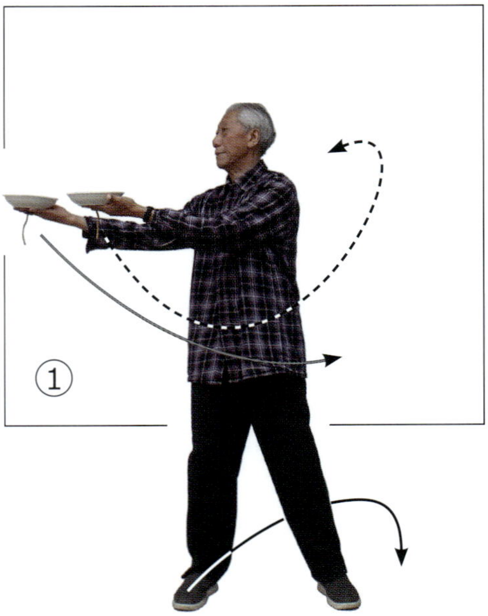


3

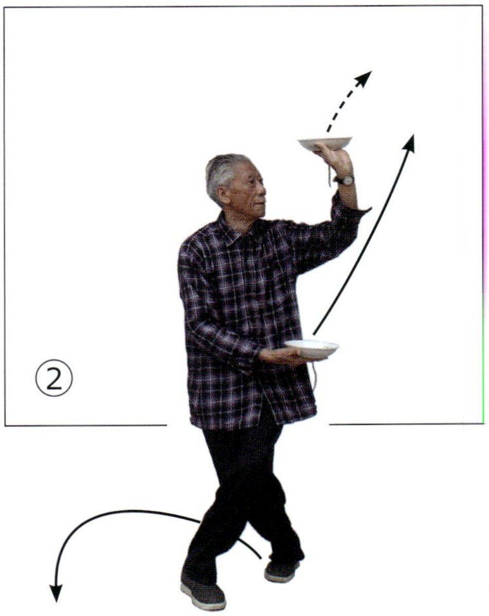


4

## III. Das Fenster öffnen und zum Mond blicken

1. Mit den Händen einen Kreis zeichnen, zuerst nach links und oben bis zur Augenhöhe, dann weiter nach rechts und unten. Siehe Bilder 1 bis 3.
2. Die linke Hand zur linken Seite strecken. Anschließend die linke Hand nach außen (in Richtung des Daumens) drehen, den Ellbogen dabei beugen. Die Fingerspitzen zeigen am Ende der Bewegung nach hinten und der Teller wird links vorne gehalten. Die rechte Hand bis zur linken Brust führen. Gleichzeitig den rechten Fuß hinter den linken Fuß setzen und mit dem Körper etwas nach unten gehen zur Stellung eines hohen Ruhenden Schrittes (XieBu). Den Kopf dabei drehen und zum Mond blicken. Siehe Bild 4.

## III. Open the Window and Look at the Moon

1. Draw a circle with your hands, first to the left and upwards to eye-height, then continuing to the right and downwards. See illustrations 1 to 3.
2. Stretch out your left hand to your left hand side. Then turn your left hand outwards (in the direction of your thumb), bending your elbow in doing so. At the end of the movement your fingertips show backwards, the plate being held at your front left. Guide your right hand to your left breast. At the same time set your right foot behind your left foot and go slightly downwards with your body to a high Resting Step Position (XieBu). While doing so turn your head and look at the moon. See illustration 4.

3. 身体起立，右足收回原位，同时左手向后，右手向前，转至侧平举。（图5）上身右转向前方。（图6）

4. 双手向前合拢，并下落收于腰侧。（图7，8）

5—8拍同1—4拍，动作相同、对称，其方向相反。

共做两个八拍。

第2和6动如想加大难度，可经内旋成反手托盘再架于左前上方，高歇步可换成全蹲歇步。（图9，10）

意守：劳宫、丹田

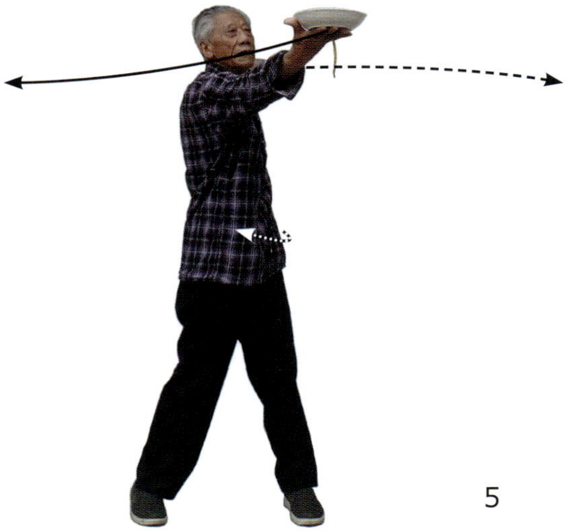

5

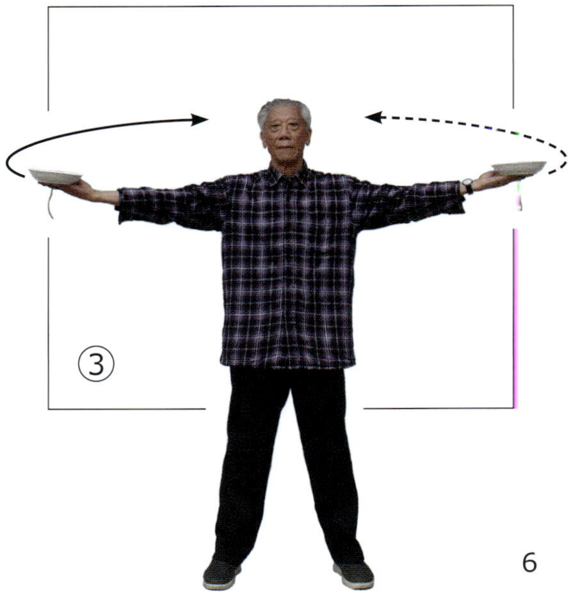


6

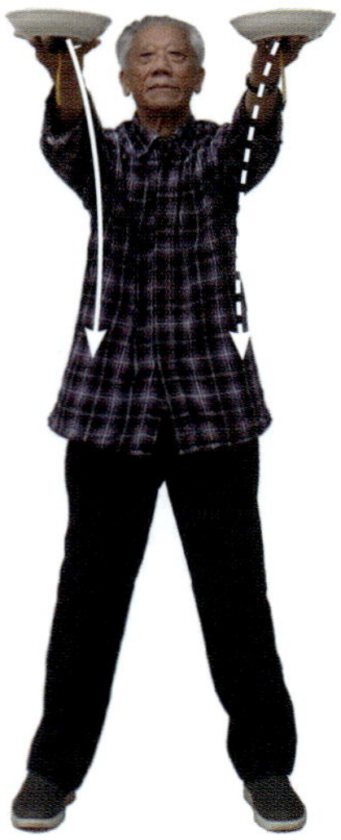

7

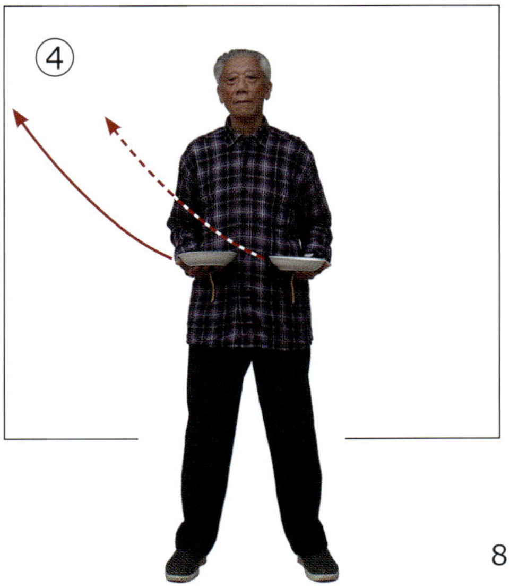


8

3. Den Körper wieder aufrichten und den rechten Fuß in die ursprüngliche Position zurücksetzen. Gleichzeitig die linke Hand nach hinten und die rechte Hand nach vorne bis auf Schulterhöhe führen. Anschließend den Oberkörper nach vorne ausrichten. Siehe Bilder 5 und 6.
4. Die Hände nach vorne führen und dann nach unten zur Ausgangsposition (Taille) zurückbringen. Siehe Bilder 7 und 8.
5. — 8. Die Bewegungen 1 — 4 symmetrisch in die entgegengesetzte Richtung wiederholen.

Die Bewegungen 1 — 8 zweimal ausführen. Bei den Takten 2 und 6 kann man auch die linke (rechte) Hand unter der Achselhöhle durchführen (d.h. in Richtung des kleinen Fingers drehen) und anschließend weiter nach oben drehen, bis die Fingerspitzen nach hinten zeigen. Der Teller wird links (rechts) vorne hoch gehalten. Bei der Schrittposition kann man zwischen einem hohen und tiefen Ruhenden Schritt (XieBu) variieren. Siehe Bilder 9 und 10.
Die Vorstellungskraft (YiShou) wird auf den Punkt LaoGong und das DanTian gelenkt.

3. Straighten your body again and set your right foot back to the initial position. At the same time guide your left hand backwards and your right hand to the front up to shoulder-height. Then turn your upper body to the front. See illustrations 5 and 6.
4. Guide your hands to the front and then down to the initial position (waist-line). See illustrations 7 and 8.
5. — 8. Repeat the movements 1 — 4 symmetrically in the opposite direction.

Carry out the movements 1 — 8 twice. In beats 2 and 6 you can also guide your left (right) hand beneath your armpit (which means turning it in the direction of your little finger) and then turn it further upwards until your fingertips show backwards. The plate is held up high at your left (right) hand side. As to the step position you can vary between a high or a low Resting Step (XieBu). See illustrations 9 and 10. Your power of imagination (YiShou) is directed to LaoGong Point and to DanTian.

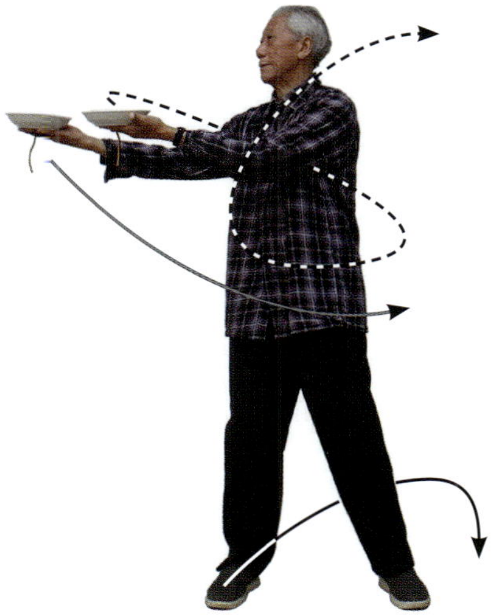
9

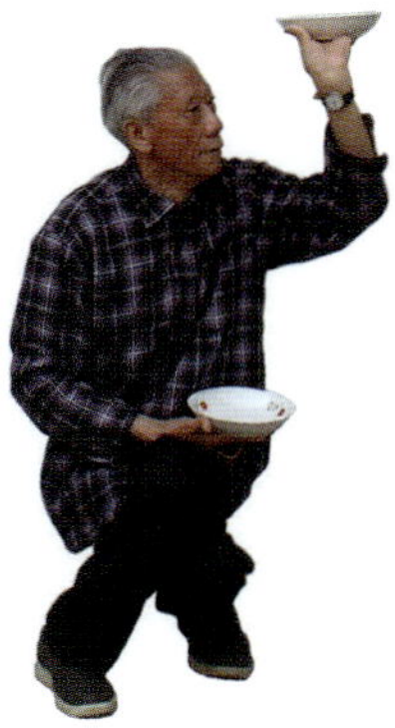
10

# 第四式：探地观天

1. 两脚不动，上体前倾，双手向前伸出。（图1，2）
2. 接着上体抬起，两手左右分开至头上方相合，双目观天。（图3，4）

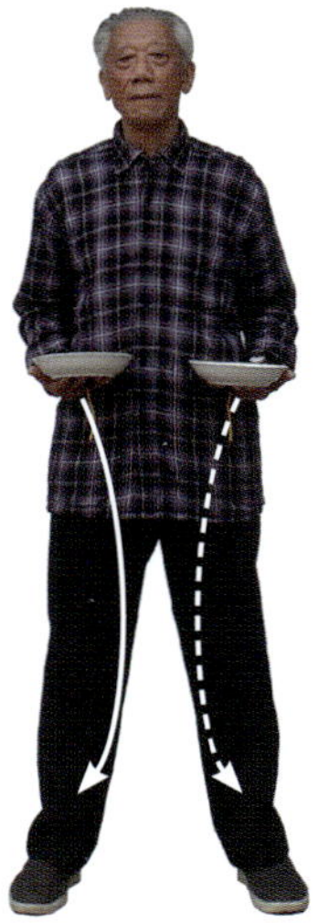

1

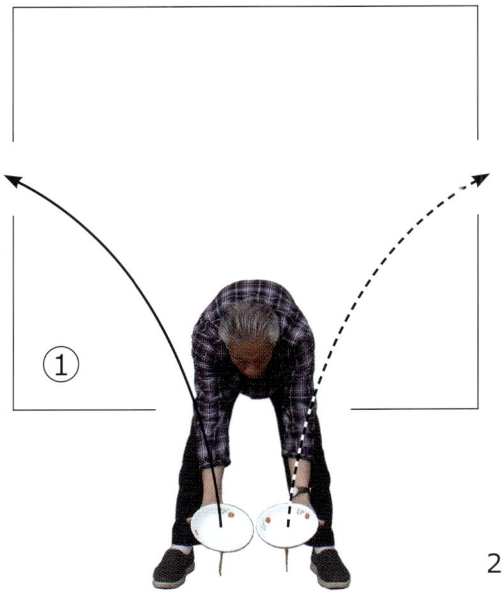


2

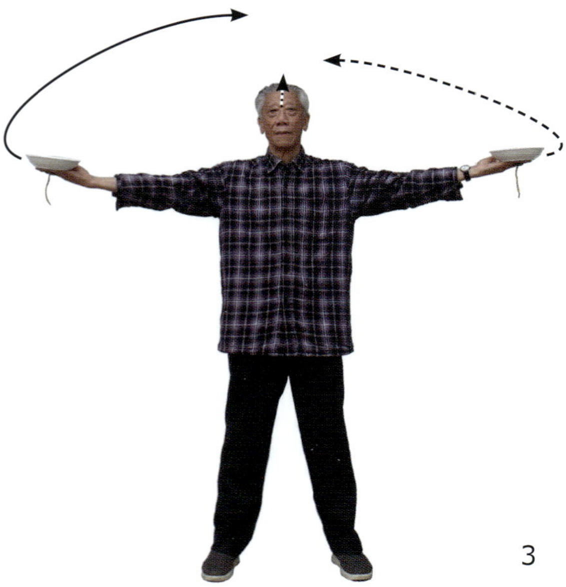

3

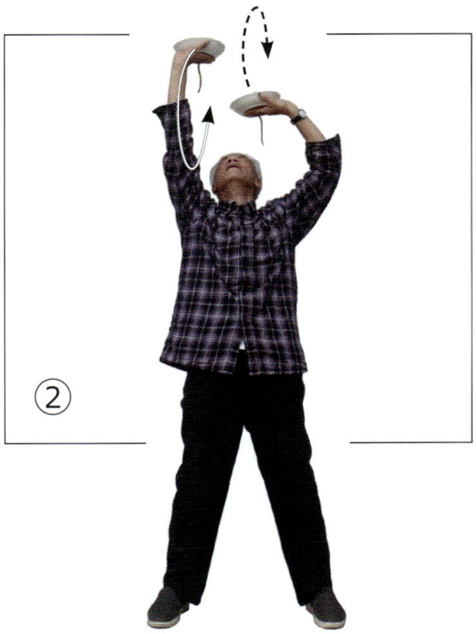


4

## IV. Die Erde erkunden und den Himmel erblicken

1. Die Füße nicht bewegen, den Oberkörper tief nach vorne beugen und die Hände nach vorne strecken. Siehe Bilder 1 und 2.
2. Den Oberkörper aufrichten und die Hände zu den Seiten nach oben über den Kopf führen. Den Blick dabei zum Himmel richten. Die rechte Hand befindet sich oberhalb der linken Hand. Siehe Bilder 3 und 4.

## IV. Explore the World and Behold the Sky

1. Do not move your feet, bend your upper body down low to the front and stretch out your hands to the front. See illustrations 1 and 2.
2. Straighten up your upper body and guide your hands to your sides upwards above your head. In doing so direct your gaze at the sky. Your right hand is positioned above your left hand. See illustrations 3 and 4.

3. 双手在头上方互绕一圈，眼看双盘。（图5）

4. 两臂微屈，上体抬起，同时双手经内旋向前下落，收于腰侧。（图6，7）

5—8拍同1—4拍。

共做两个八拍。

如想加大动作难度，第1和5动可双手向前交叉伸出，第2和6动可身体后仰成反弓形，第3和7动可双手在头后方互绕一圈。（图8，9）

意守：劳宫、命门

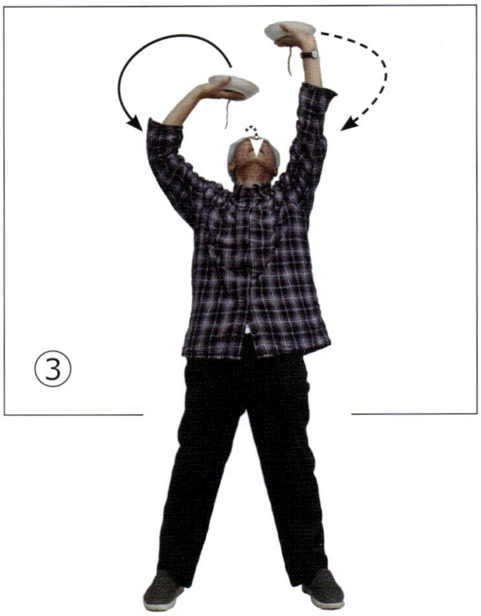

5

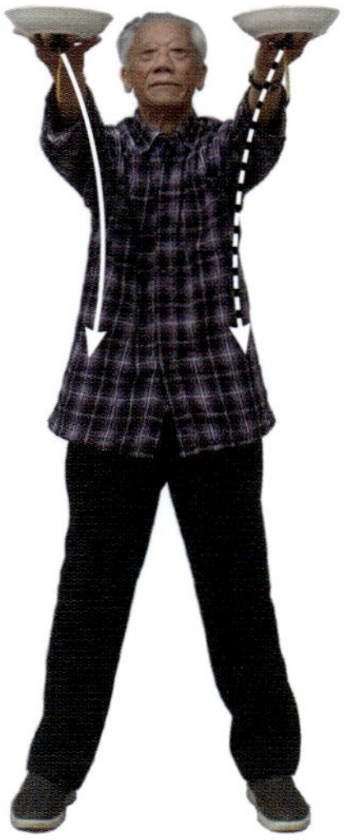
6

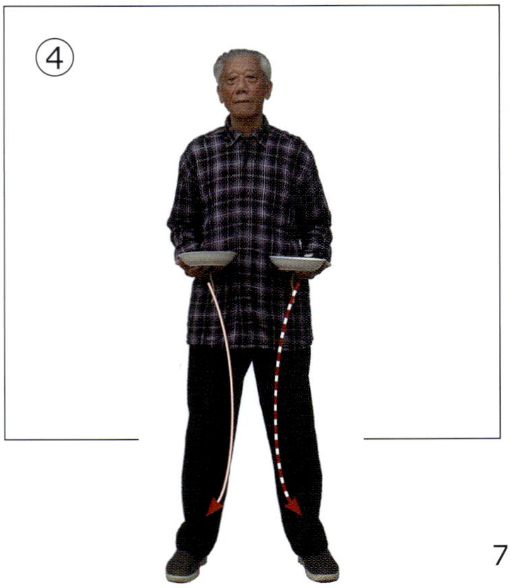

7

3. Die Hände übereinander einmal über dem Kopf kreisen lassen. Den Blick dabei auf die Teller richten. Siehe Bild 5.
4. Die Arme leicht beugen, den Oberkörper aufrichten und den Blick nach vorne richten. Gleichzeitig die Hände in Richtung des kleinen Fingers nach vorne drehen und anschließend nach unten zur Ausgangsposition (Taille) zurückbringen. Siehe Bilder 6 und 7.
5. — 8. Die gleichen Bewegungen 1 — 4 wiederholen. Bei Takt 6 befindet sich die linke Hand oberhalb der rechten Hand.

Die Bewegungen 1 — 8 zweimal ausführen. Um den Schwierigkeitsgrad bei der Übung IV zu erhöhen, kann man bei den Takten 1 und 5 die Hände kreuzen (siehe Bild 8), bei Takt 2 und 6 die Reiter-Stellung (MaBu) einnehmen und den Körper bogenförmig nach hinten beugen (siehe Bild 9) und bei Takt 3 und 7 die Hände hinter dem Kopf kreisen lassen.
Die Vorstellungskraft (YiShou) wird auf die Punkte LaoGong und MingMen gelenkt.

3. Circle your hands, positioned one above the other, once above your head. In doing so direct your gaze at the plates. See illustration 5.
4. Bend your arms slightly, straighten your upper body and direct your gaze ahead of you. At the same time turn your hands to the front in the direction of your little finger and then guide them back down to the initial position (waist). See illustrations 6 and 7.

5. — 8. Repeat the same movements 1 — 4. In beat 6 your left hand is above your right hand.

Carry out the movements 1 — 8 twice. In order to increase the level of difficulty in Exercise IV, you can cross your hands in beats 1 and 5 (see illustration 8). In beats 2 and 6 go into the Rider Position (MaBu) and bend your body backwards in a bow (see illustration 9). In beats 3 and 7 you can let your hands circle behind your head. Your power of imagination (YiShou) is directed to LaoGong and MingMen points.

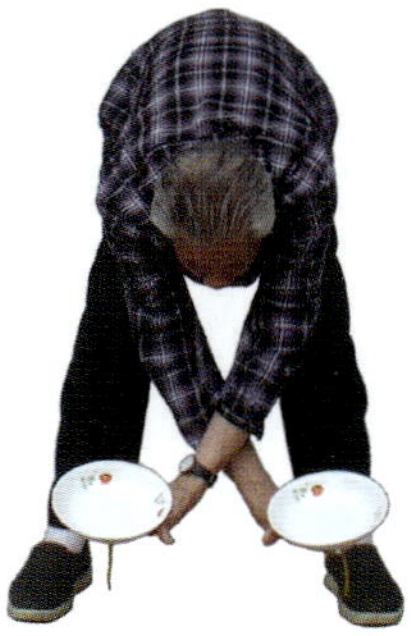

8

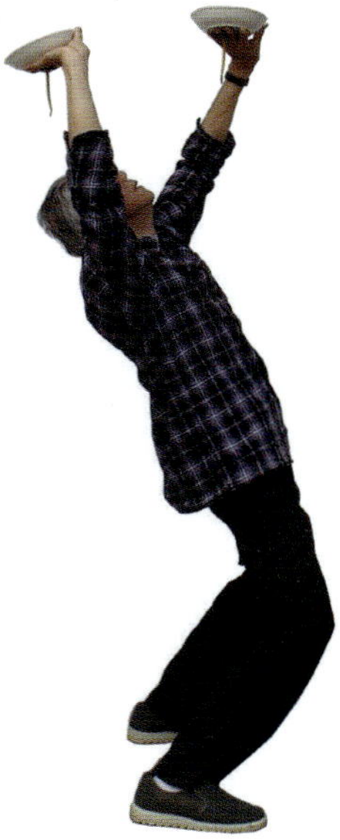

9

## 第五式：双盘轮转

双手练习顺序：（以右手带左手为例，先与后一拍之差）代表动（拍）（1、1，2、2，3、3，4、4）代表手（右、左，右、左，右、左，右、左）

1. 右（左）手向左（右）划平圆，同时两腿成左（右）侧弓步。（图1—3）

2. 接着右（左）手从腋下伸出成反手托盘，再转至右（左）前方，同时两腿成左侧弓步。（图4，5）

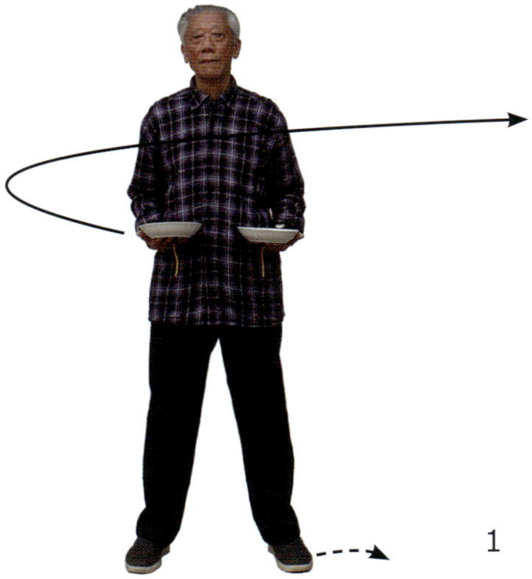

1

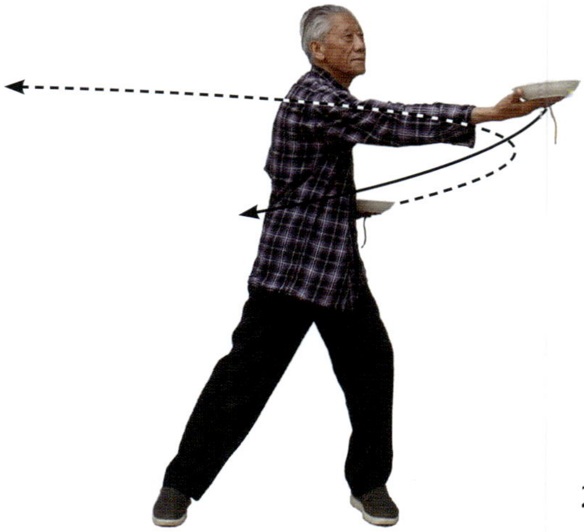

2

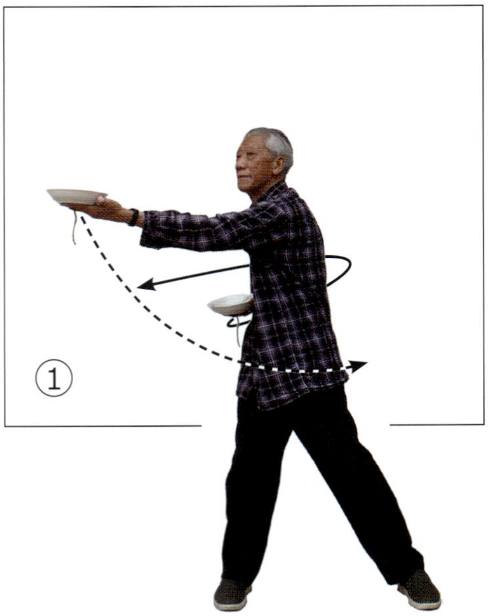

3

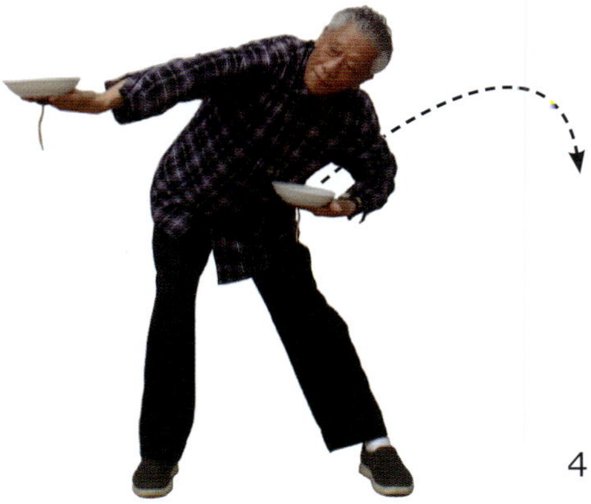

4

## V. Die Teller wie ein Rad drehen

Die Reihenfolge der Hände: Die rechte Hand führt die linke Hand (die Bewegung der rechten Hand ist der linken Hand immer einen Schritt (Takt) voraus).

1. Mit der rechten Hand einen flachen Kreis nach links machen und den linken Fuß nach links zu einem seitlichen Bogenschritt links (CeGongBu) setzen. Anschließend mit der linken Hand einen flachen Kreis nach rechts ausführen und das Gewicht dabei vom linken Fuß auf den rechten Fuß, zu einem seitlichen Bogenschritt rechts (CeGongBu), verlagern. Dabei die rechte Hand zurück zur Ausgangsposition bringen. Siehe Bilder 1 bis 3.
2. Die rechte Hand unter der Achselhöhle in Richtung des kleinen Fingers drehen. Anschließend den rechten Arm strecken und nach rechts zur Vorderseite bewegen. Nun mit der linken Hand die selbe Bewegung wie mit der rechten Hand ausführen und anschließend das Gewicht auf den linken Fuß verlagern zu einem seitlichen Bogenschritt links (CeGongBu). Siehe Bilder 4 und 5.

## V. Turn the Plates Like a Wheel

The order of your hands: Your right hand guides your left hand (the movement of your right hand being one step (beat) ahead of your left hand all the time).

1. Fulfil a flat circle to the left with your right hand and set your left foot to the left to a lateral BowStep left (CeGongBu). Then fulfil a flat circle to the right with your left hand, shifting your weight from your left to your right foot to a lateral BowStep right (CeGongBu). In doing so guide your right hand back to the initial position. See illustrations 1 to 3.
2. Turn your right hand under your armpit in the direction of your little finger. Then straighten your right arm and move it to the front right hand side. Now carry out the same movement with your left hand as with your right hand and then shift your weight onto your left foot to a lateral BowStep left (CeGongBu). See illustrations 4 and 5.

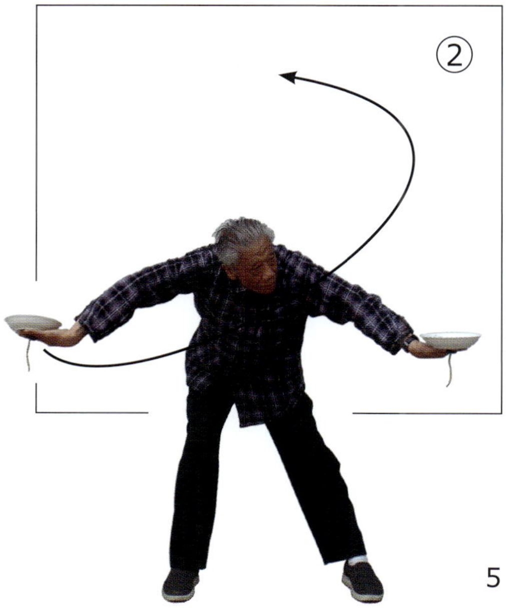


5

3. 右（左）手反手转向左（右）前方，紧接转至头上方，两腿又回到右侧弓步。（图6，7）

4. 右（左）手转向左（右）前方，经左（右）前方下落收至腰侧，同时双腿经左侧弓步回到开立步。（图8—10）

5—8拍同1—4拍。

共做两个八拍。

如想加大难度，第5—8拍方向与1—4拍相反。

意守：劳宫、丹田

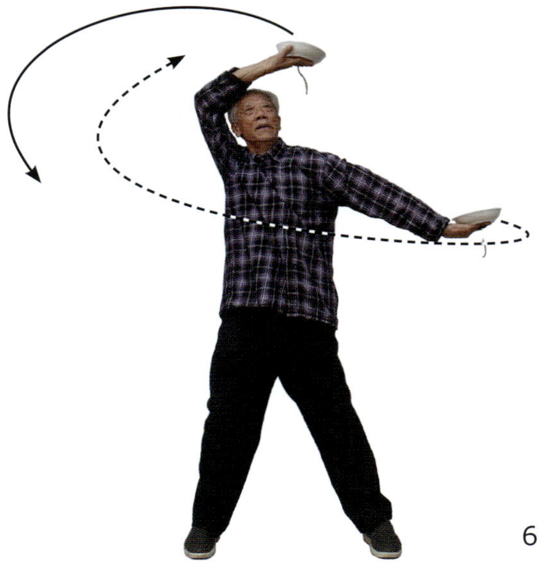

6

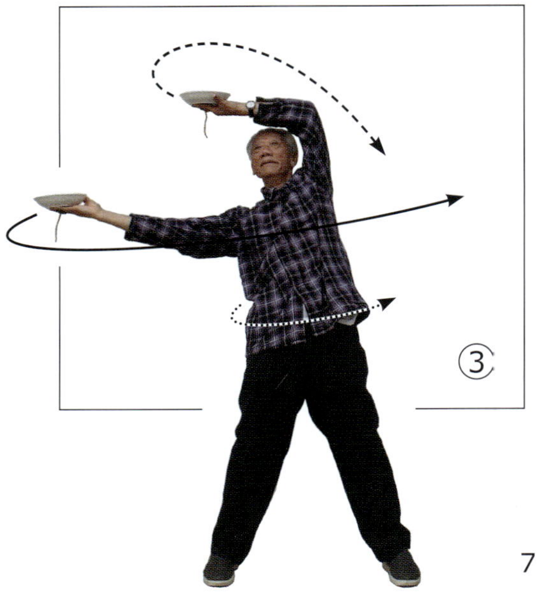


7

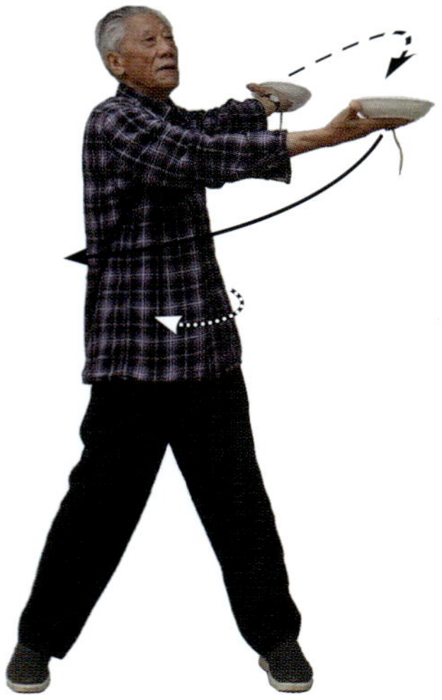

8

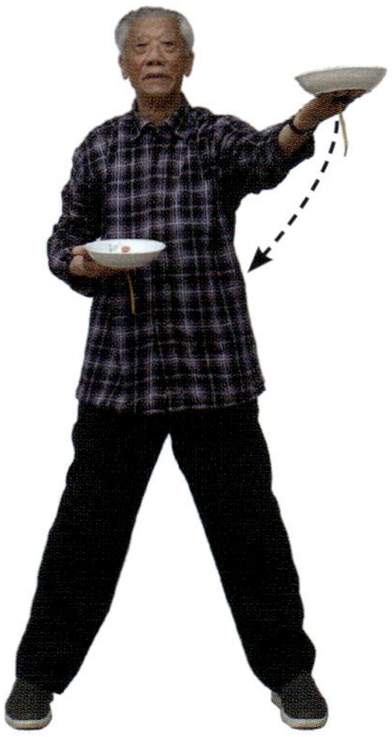

9

3. Die rechte Hand nach vorne links und anschließend über den Kopf führen. Nun mit der linken Hand die selbe Bewegung ausführen. Die rechte Hand wird dabei zur rechten Körperseite gebracht. Anschließend das Gewicht auf den rechten Fuß verlagern zu einem seitlichen Bogenschritt rechts (CeGongBu). Siehe Bilder 6 und 7.
4. Die rechte Hand zur linken Seite führen und gleichzeitig die linke Hand nach hinten und unten links bewegen. Das Gewicht dabei auf den linken Fuß verlagern, zu einem seitlichen Bogenschritt links (CeGongBu). Siehe Bild 8. Nun die linke Hand nach vorne bewegen und das Gewicht dabei gleichmäßig auf beide Beine verteilen zu einem Offenen Schritt (KaiLiBu). Die rechte Hand geht dabei zurück zur Ausgangsposition, gefolgt von der linken Hand. Siehe Bilder 9 und 10.
5. — 8. Die gleichen Bewegungen 1 — 4 wiederholen.

Die Bewegungen 1 — 8 zweimal ausführen. Um den Schwierigkeitsgrad der Übung V zu erhöhen, können die Bewegungen 1 — 4 zuerst wie beschrieben mit der rechten Hand beginnen und die Bewegungen 5 — 8 mit der linken Hand beginnend ausgeführt werden. Die Vorstellungskraft (YiShou) wird auf den Punkt LaoGong und das DanTian gelenkt.

3. Guide your right hand to the front on the left and then above your head. Now carry out the same movement with your left hand. Your right hand is guided to your right hand side at the same time. Then shift your weight onto your right foot to a lateral BowStep right (CeGongBu). See illustrations 6 and 7.
4. Guide your right hand to your left and move your left hand backwards and downwards on the left, shifting your weight onto your left foot to a lateral BowStep left (CeGongBu). See illustration 8. Now move your right hand to the front, shifting your weight equally onto both your legs to an Open Step (KaiLiBu). Your right hand goes back to the initial position in doing so, followed by your left hand. See illustrations 9 and 10.
5. — 8. Repeat the same movements 1 — 4.

Carry out the movements 1 — 8 twice. In order to increase the level of difficulty of Exercise V, the movements 1 — 4 can first begin with your right hand as described, and the movements 5 — 8 can be performed starting with your left hand. Your power of imagination (YiShou) is directed to LaoGong point and to DanTian.

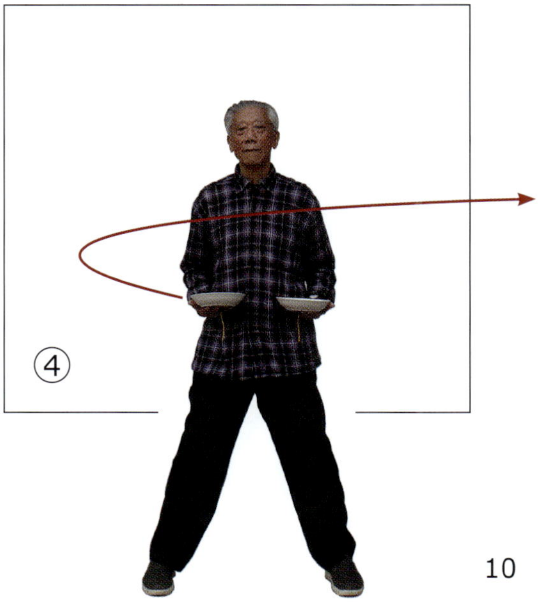

④

10

# 第六式：鹞子翻身

1. 双手直臂向左、向上、向右、向下画一大圆。（图1—3）

2. 两手继续画圆的同时，右脚向左上一步，同时向左后转180度翻身，双手顺势摆至胸前相合。（图4—6）

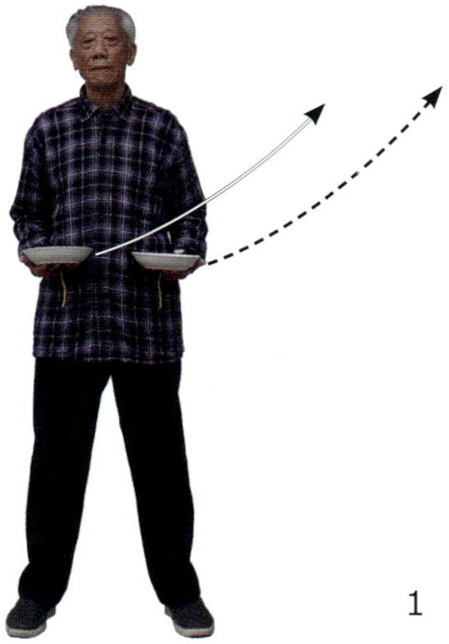

1

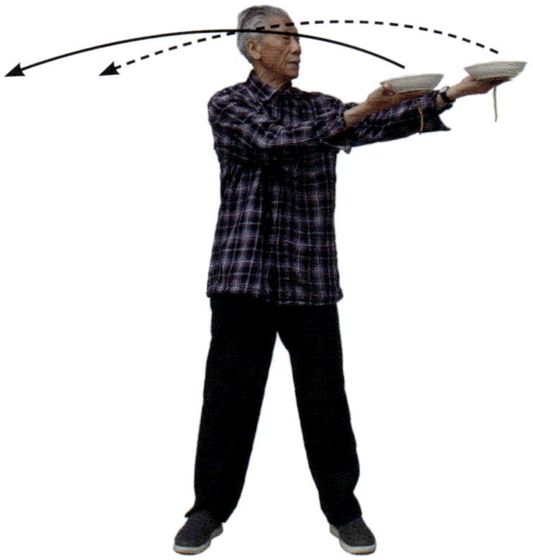

2

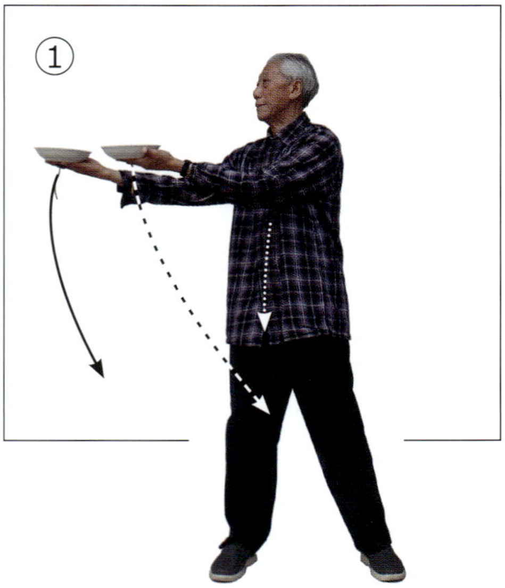


3

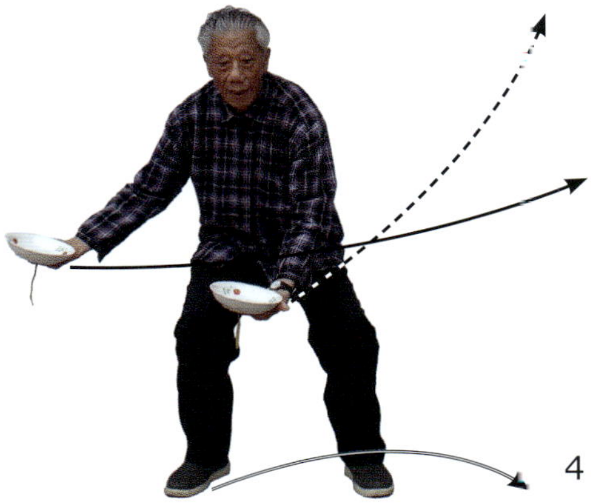

4

## VI. Der Sperber wirbelt herum[2]

1. Mit den Händen einen großen Kreis zeichnen, die Arme sind dabei gestreckt. Zuerst nach links, dann weiter nach oben, rechts und unten. Siehe Bilder 1 bis 3.
2. Während die Hände den Kreis weiter zeichnen, mit dem rechten Fuß einen Schritt nach links machen und sich gleichzeitig nach links hinten um 180° umdrehen. Die Hände schwingen in der Drehrichtung des Körpers mit, bis auf Brusthöhe. Der linke Fuß folgt dabei der Drehbewegung. Siehe Bilder 4 bis 6.

[2] Der Sperber gehört zu den Tierarten des XingYi Quan. In dieser Kampfkunst kommen je nach Stil zehn oder zwölf Arten von Tieren vor. Die 12 Tiere sind: Affe, Bär, Drache, Falke, Hahn, Kranich, Krokodil, Pferd, Schlange, Schwalbe, Sperber und Tiger. Durch die exakten Beobachtungen der Tierbewegungen sollen nicht nur deren äußere Bewegungen nachgeahmt werden, sondern vielmehr auch die damit verbundenen Absichten (Vorstellungen) zum Ausdruck kommen.

## VI. The Sparrow-Hawk Is Twirling Around[2]

1. Draw a big circle with your hands, your arms keeping straight. First to the left, then farther upwards, to the right and downwards. See illustrations 1 to 3.
2. While your hands go on drawing the circle, you take a step to the left with your right foot and turn backwards to the left by 180° at the same time. Your hands then swing in unison with the direction in which your body is turning, up to breast-height. Your left foot is following the turning movement. See illustrations 4 to 6.

[2] The sparrow-hawk belongs to the species of animals of XingYi Quan. In this martial art there are, depending on the respective style, ten to twelve kinds of animals. These are the twelve animals: Monkey, bear, dragon, falcon, cock, crane, crocodile, horse, snake, swallow, sparrow-hawk, and tiger. By watching the exact movements of the animals closely, not only their outward movements are meant to be imitated, but also the intentions (mental images) connected to the movements shall be expressed.

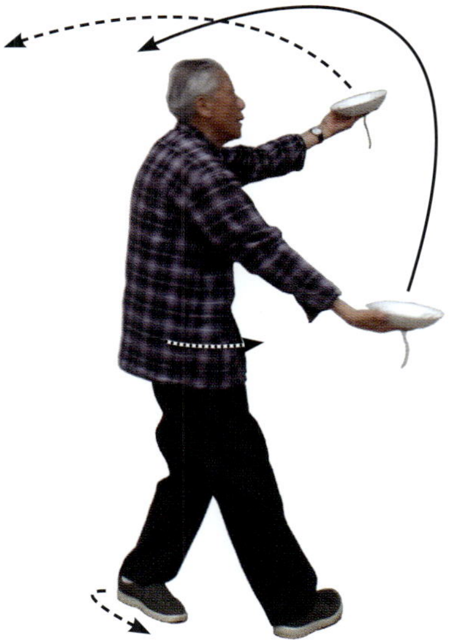

5

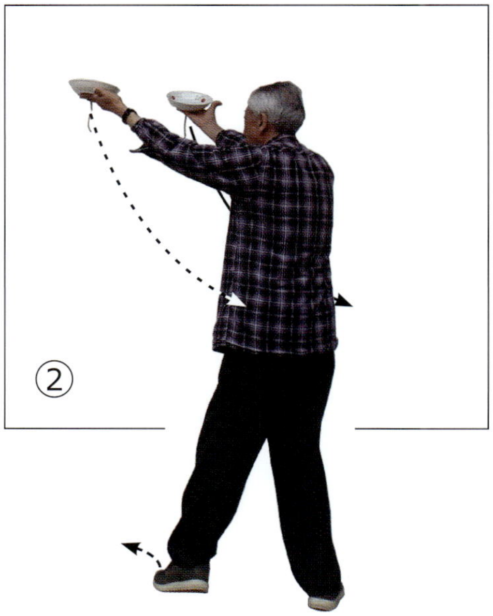


6

3. 重心移于右腿，左脚向左前方上一步（足跟着地），重心移至左腿，右足尖点地，同时两手向左前方穿出。（图7，8）

4. 重心后移，左脚退回原位，同时双手经前平举收回腰间。（图9，10）

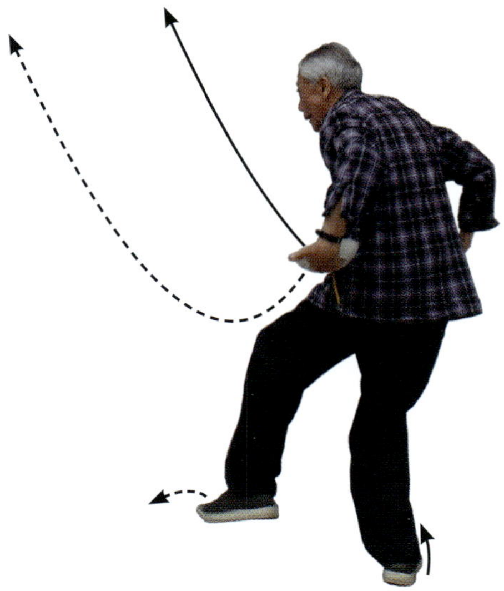

7

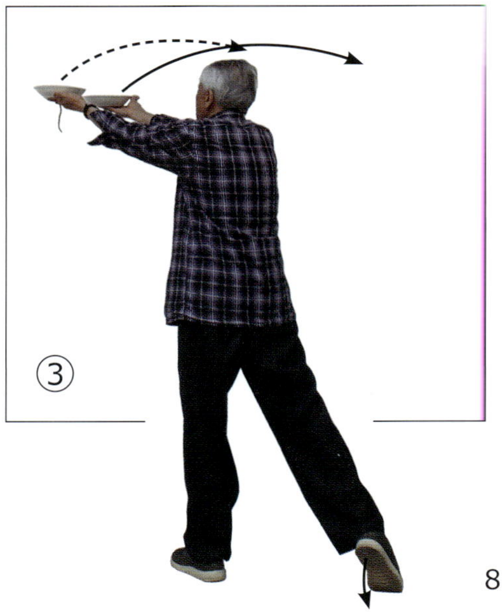


8

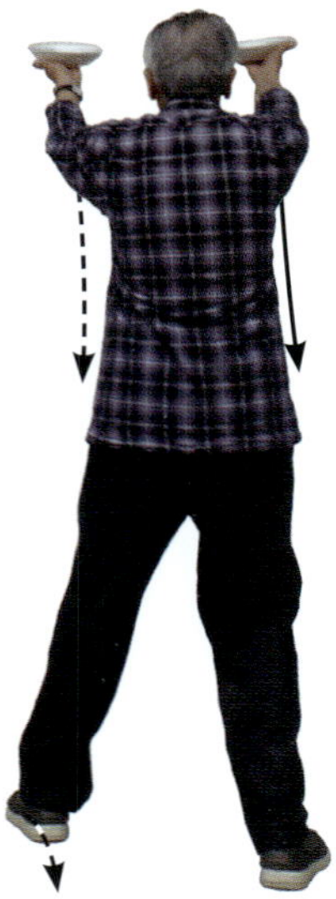

9

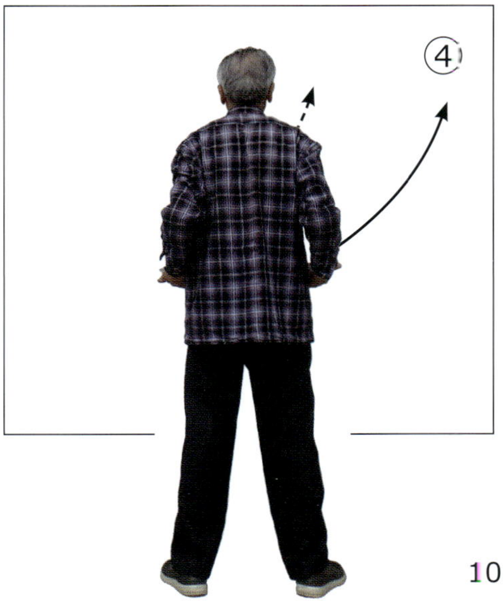


10

3. Den Schwerpunkt auf das rechte Bein verlagern und dabei die Hände zur Körpermitte zurückziehen. Anschließend den linken Fuß nach links vorne bewegen und mit der linken Ferse aufsetzen. Während der Schwerpunkt auf das linke Bein verlagert wird, die rechte Ferse vom Boden lösen. Gleichzeitig die Hände nach vorne oben links führen. Siehe Bilder 7 und 8.
4. Den Schwerpunkt auf das rechte Bein nach hinten zurückverlagern und anschließend den linken Fuß zur Ausgangsposition zurückbringen. Gleichzeitig die Hände nach vorne bringen und zur Taille zurückführen. Siehe Bilder 9 und 10.

3. Shift your centre of gravity onto your right leg, drawing your hands back to the centre of your body. Then move your left foot to the front on the left hand side and set your left heel on the ground. While your centre of gravity is shifted to your left leg, you take your right heel off the ground. At the same time you guide your hands to the front and upwards on the left. See illustrations 7 and 8.
4. Shift your centre of gravity back onto your right leg again and then move your left foot back to the initial position. At the same time move your hands to the front, guiding them back to your waist. See illustrations 9 and 10.

5—8拍同1—4拍，仅第6拍是右脚向后退一步（图13）外，其余动作相同、而方向相反。（图11—18）

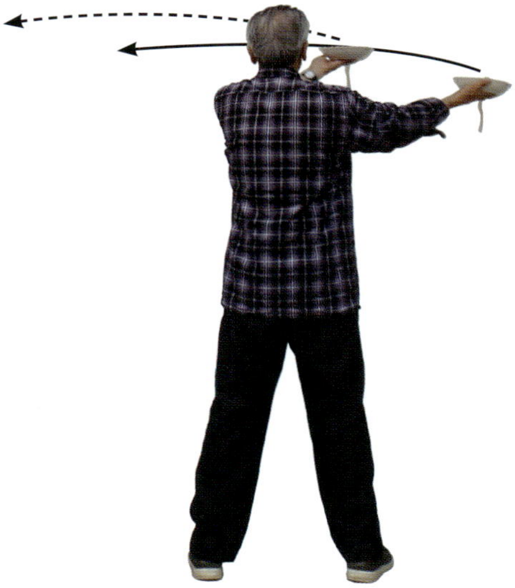

11

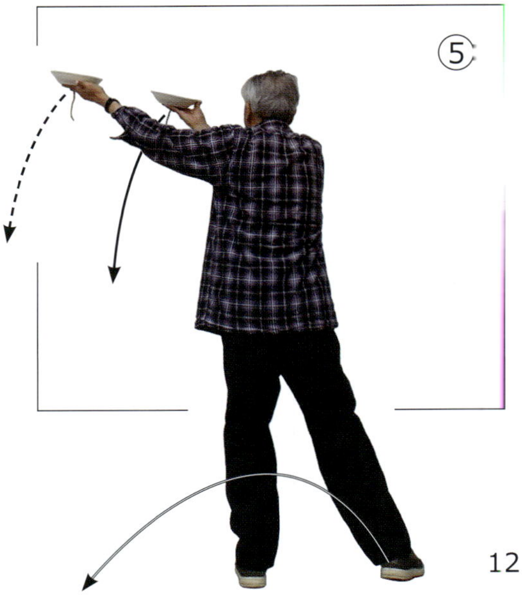


12

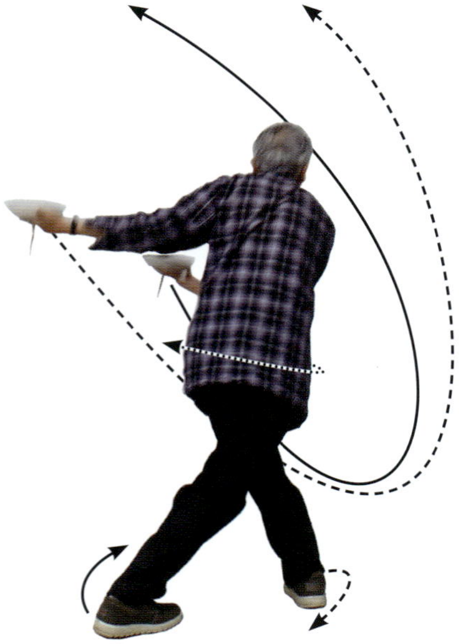

13

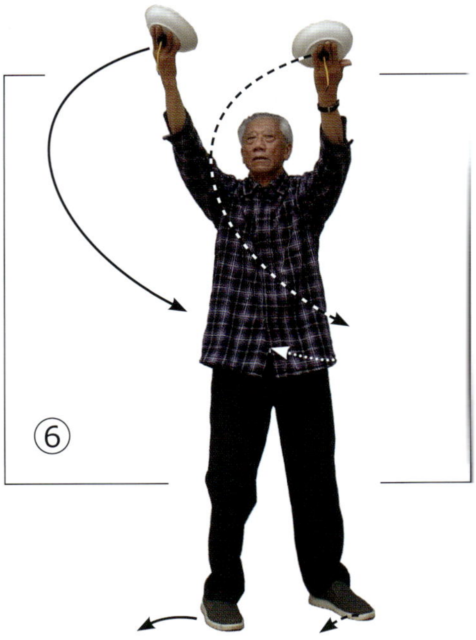


14

5. — 8. Die gleichen Bewegungen 1 — 4 in die entgegengesetzte Richtung wiederholen, bis auf Takt 6. Bei Takt 6 (Bild 13) wird der Schritt mit dem rechten Fuß nicht nach vorne, sondern nach hinten ausgeführt. Siehe Bilder 11 bis 18.

5. — 8. Repeat the same movements 1 — 4 in the opposite direction, with the exception of beat 6. In beat 6 (illustration 13), the step with your right foot is not carried out to the front, but to the back. See illustrations 11 to 18.

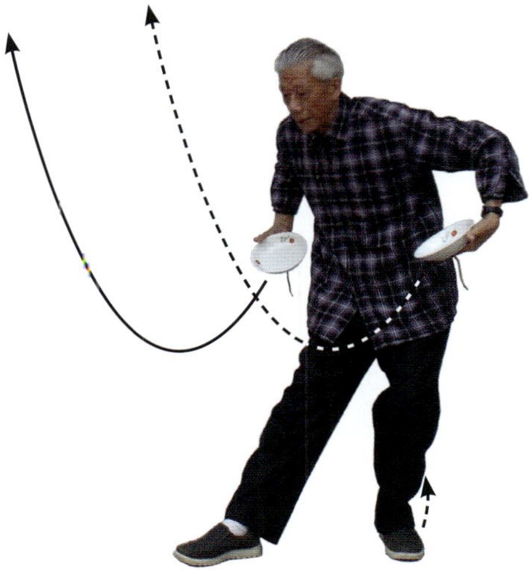

15

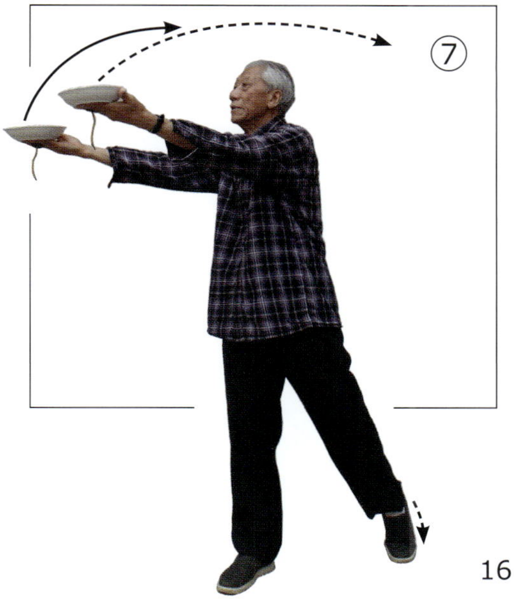


16

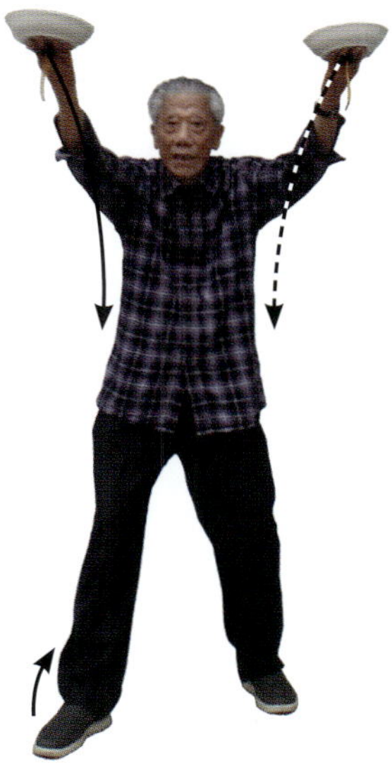

17

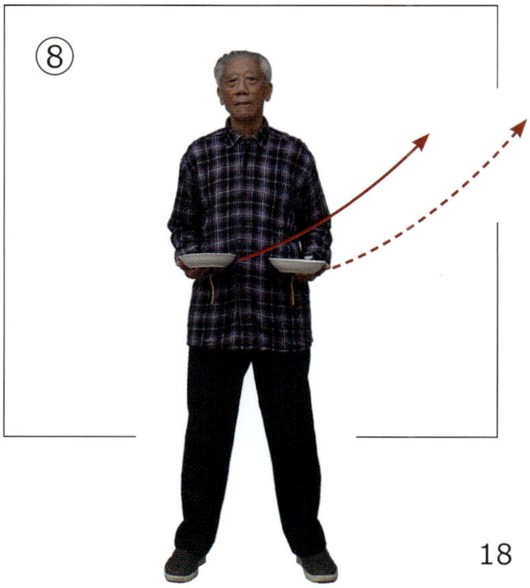


18

共做两个八拍。

如想加大动作难度，第2和6动可跳起翻身转360度。（图19—23）

第3和7动可两手引左腿向下穿出后，上体抬起。（图24）

意守：劳宫、命门

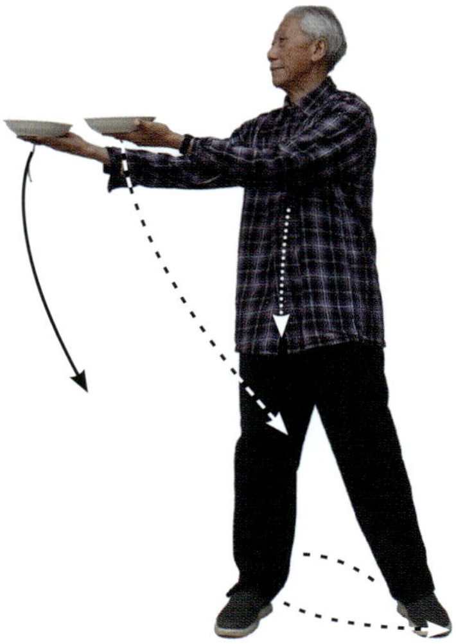

19

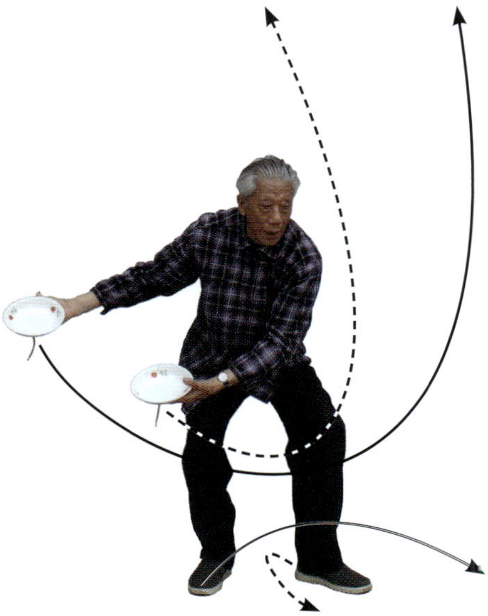

20

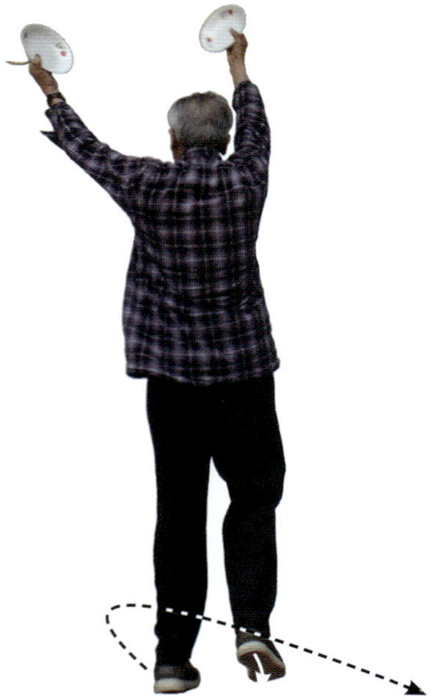

21

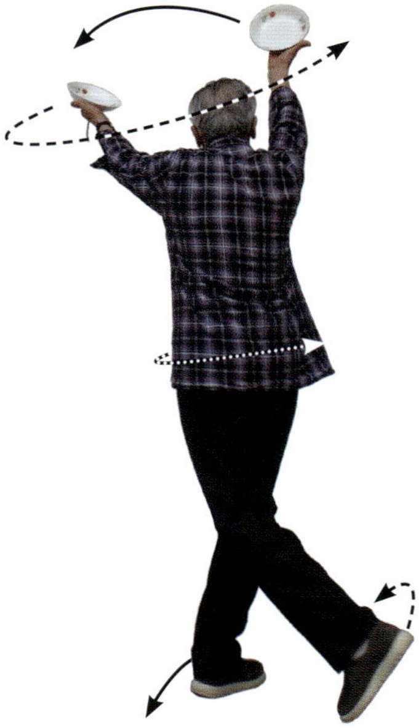

22

Die Bewegungen 1 — 8 zweimal ausführen. Um den Schwierigkeitsgrad der Übung VI zu steigern, können die Takte 2 und 6 mit einem 360°-Sprung ausgeführt werden. Beim Takt 2 (6) wird der linke (rechte) Fuß angehoben und zum rechten (linken) Bein geführt. Anschließend den linken (rechten) Fuß wieder nach links (rechts) auf den Boden aufsetzen. Während man mit dem rechten (linken) Bein nach oben springt, dreht man sich 360° um die Körperachse und drückt sich dabei mit dem linken (rechten) Fuß vom Boden ab. Siehe Bilder 19 bis 23. Bei den Takten 3 und 7 die Hände am Bein entlang tiefer nach unten führen, in Richtung des Fußes. Bild 24. Die Vorstellungskraft (YiShou) wird auf die Punkte LaoGong und MingMen gelenkt.

Carry out the movements 1 — 8 twice. In order to increase the difficulty level of exercise VI, beats 2 and 6 can be carried out with a leap of 360°. In beat 2 (6) your left (right) foot is lifted and guided to your right (left) leg. Then set your left (right) foot back on the ground on your left (right). While jumping upwards with your right (left) leg, you rotate around your body axis, lifting yourself off the ground with your left (right) foot. See illustrations 19 to 23. In beats 3 and 7 you guide your hands farther down along your leg in the direction of your foot. See illustration 24. You direct your power of imagination (YiShou) towards the Points LaoGong and MingMen.

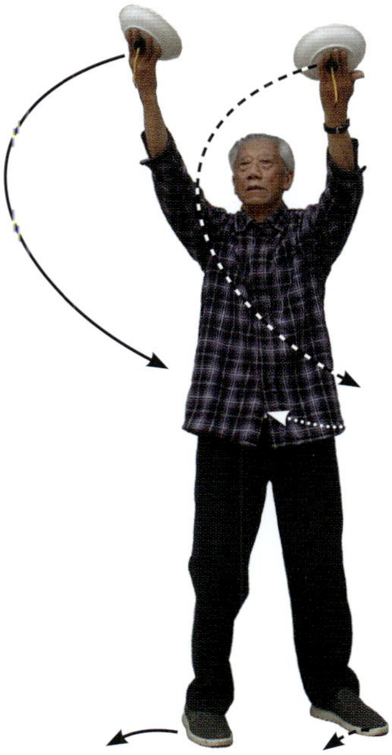
23

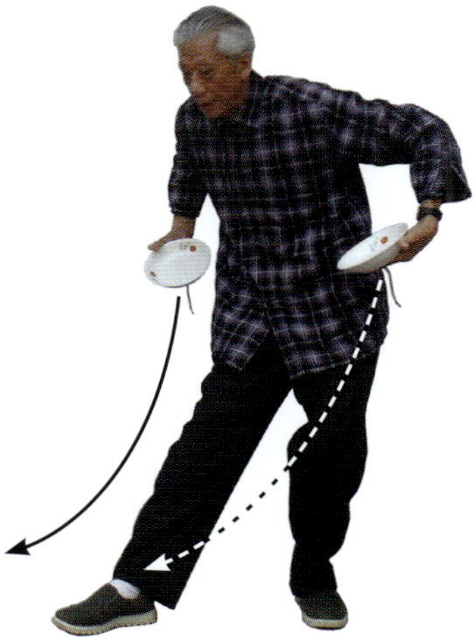
24

# 第七式：灵猴献桃

1. 随着吸气，左足向左前方（45度）迈出一步（左足跟着地），重心前移，同时两手向左前方伸出，接着重心后移于右腿（左足尖跷起），同时双手左右分开收托于肩侧。（图1—3）

2. 随着呼气，上体前倾，双手弧形下按、前捧，随着重心前移，两手向前上方托起献桃，重心移至左足，右足尖点地。（图4，5）

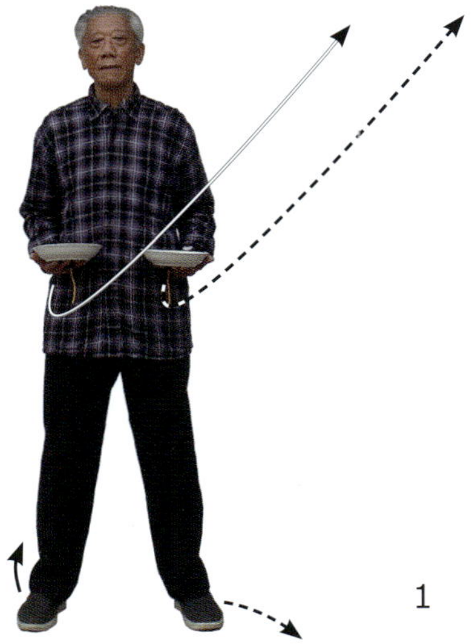
1

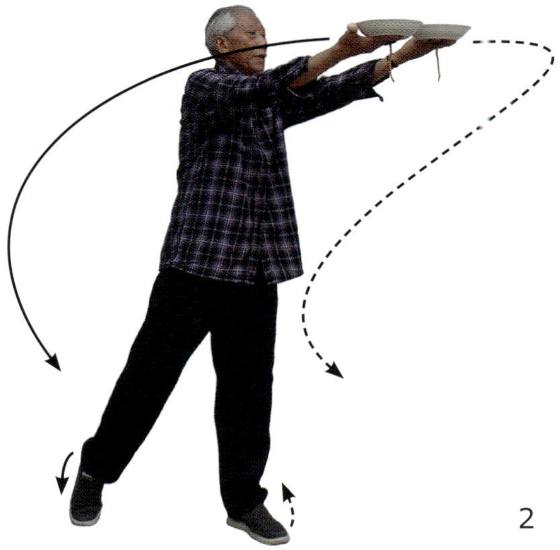
2

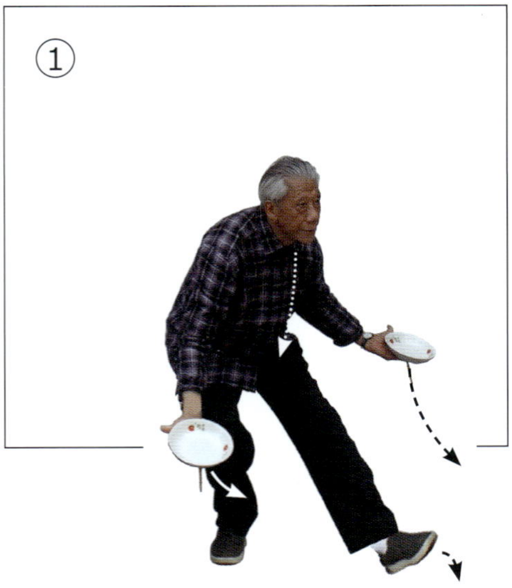

3

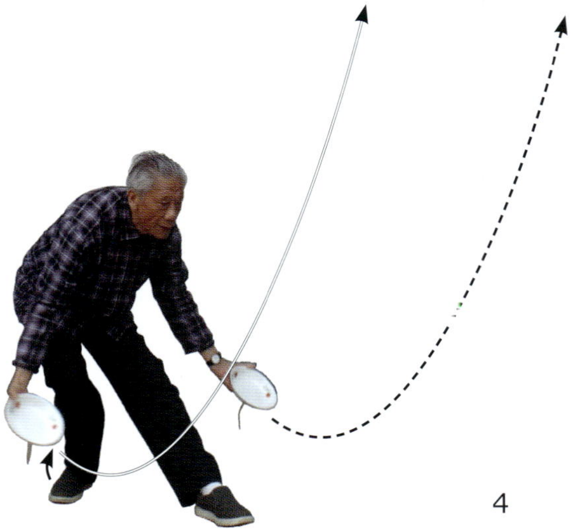
4

## VII. Der Affe präsentiert die Pfirsiche[3]

1. Beim Einatmen den linken Fuß einen Schritt nach links vorne (45°) mit der linken Ferse aufsetzen. Anschließend den Schwerpunkt nach vorne verlagern und dabei die Hände nach vorne links strecken. Während die Hände die Teller zur linken und rechten Seite der Schulter zurücktragen, den Schwerpunkt auf das rechte Bein zurückverlagern (die linke Fußspitze wird angehoben). Siehe Bilder 1 bis 3.
2. Beim Ausatmen den Oberkörper nach vorne beugen. Dabei die Hände in einem Bogen weiter nach unten drücken und nach vorne führen. Während der Schwerpunkt nach vorne verlagert wird, tragen die Hände die Teller nach vorne oben weiter, um die Pfirsiche zu präsentieren. Am Ende der Bewegung befindet sich der Schwerpunkt auf dem linken Fuß und die rechte Ferse ist vom Boden gelöst. Siehe Bilder 4 und 5.

[3] Das siebente Bild „Der Affe präsentiert die Pfirsiche" ist tief in der chinesischen Geschichte verankert. In China zählt der Roman „Die Reise in den Westen" von Wu Cheng'en zu den vier berühmten Werken der chinesischen Literatur. In diesem Werk geht es um Sun Wukong, den „Affenkönig". Er raubt und isst auf seiner Reise Pfirsiche, die in China als Symbol für Unsterblichkeit stehen und eigentlich den Götter vorbehalten sind.

## VII. The Monkey Is Presenting the Peaches[3]

1. While breathing in you set your left foot one step to the left on the left (45°), onto your left heel. Then you shift your centre of gravity to the front, stretching your hands to the front on the left hand side. While your hands are carrying the plates back to the left and right of your shoulder, you shift your centre of gravity back onto your right leg (lifting the left tip of your toe). See illustrations 1 to 3.
2. While breathing out you bend your upper body forwards, moving your hands farther down in a bow and guiding them to the front. While shifting your centre of gravity to the front, your hands keep carrying the plates farther to the front and upwards to present the peaches. At the end of the movement your centre of gravity is on your left foot, and your right heel has been taken off the ground. See illustrations 4 and 5.

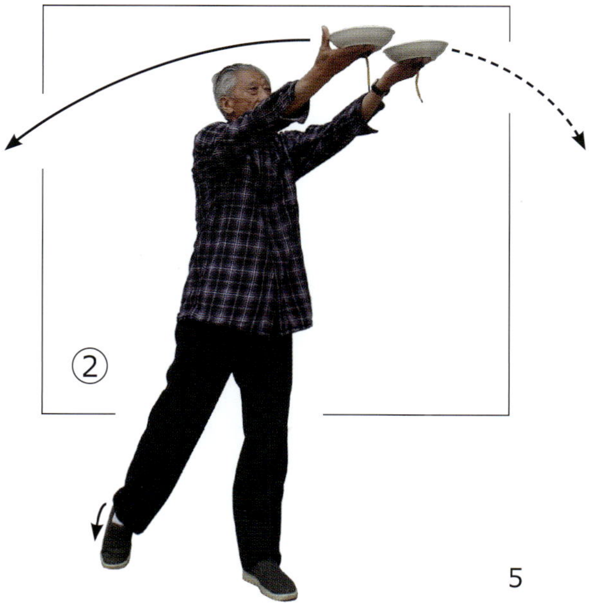


5

[3] The seventh picture "The Monkey Is Presenting the Peaches" is deeply rooted in Chinese history. In China the novel "The Journey to the West" by Wu Cheng'en belongs to the four famous works of Chinese literature. This work is about Sun Wukong, the "Monkey King". During his journey he steals and eats the peaches that in China are symbols of immortality, reserved for the Gods.

3. 随着吸气，重心移于右足，右手向右打开，成侧平举。（图6）
4. 随着呼气，双手经前平举，收于腰间，同时左脚收回原位。（图7，8）
5—8拍同1—4拍，动作左右对称、其方向相反。

共做两个八拍。
第2和6动如想加大难度，脚可向上提起成左独立步。（图9）
意守：劳宫、涌泉

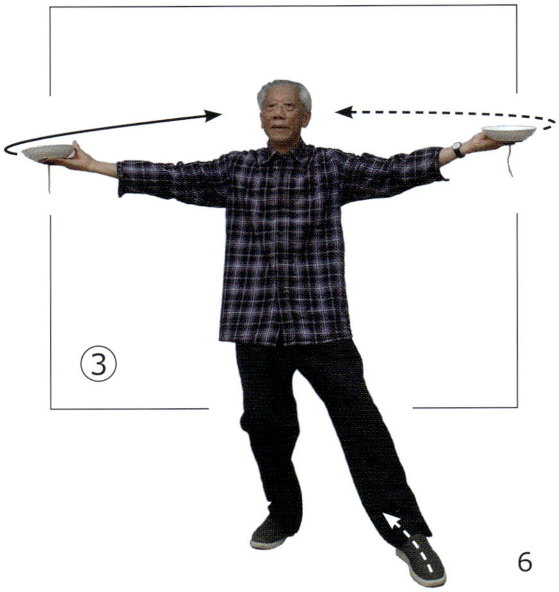

6

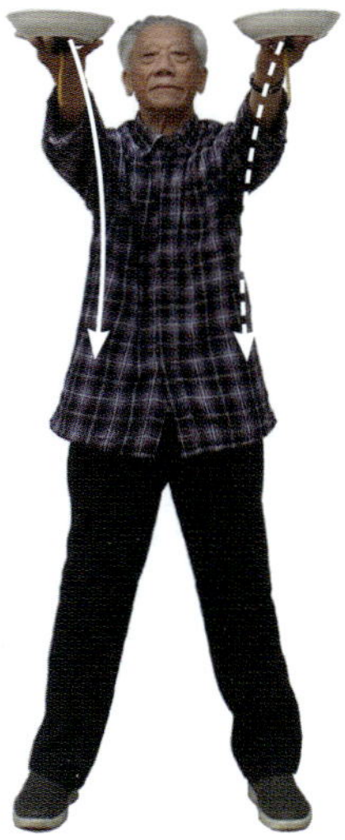
7

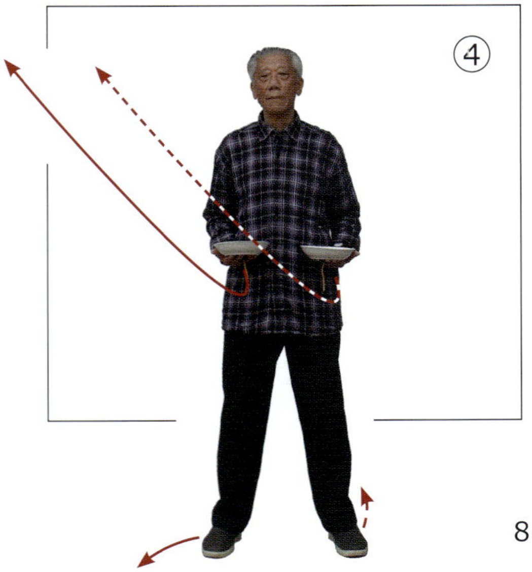

8

3. Bei der Einatmung den Schwerpunkt auf den rechten Fuß zurückverlagern und dabei die rechte Hand horizontal nach rechts führen. Am Ende der Bewegung sind die Arme gestreckt und befinden sich an der linken und rechten Seite der Schultern. Siehe Bild 6.
4. Bei der Ausatmung die Hände von den Seiten flach auf Höhe der Schultern nach vorne führen und anschließend nach unten zur Ausgangsposition vor die Taille bringen. Gleichzeitig den linken Fuß zur Ausgangsposition zurücksetzen. Siehe Bilder 7 und 8.
5. — 8. Die Bewegungen 1 — 4 symmetrisch in die entgegengesetzte Richtung wiederholen.

Die Bewegungen 1 — 8 zweimal ausführen. Bei den Takten 2 und 6 kann man auch den Fuß nach vorne heben, zu einem Einbeinigen Stand (DuLiBu). Siehe Bild 9.
Die Vorstellungskraft (YiShou) wird auf die Punkte LaoGong und YongQuan gelenkt.

3. While breathing in shift your centre of gravity back onto your right foot, guiding your right hand to the right horizontally. At the end of the movement your arms are stretched out at the left and right of your shoulders. See illustration 6.
4. While breathing out guide your hands flat from the sides to the front at shoulder height, then back down to the initial position in front of your waist. Set your left foot back to the initial position at the same time. See illustrations 7 and 8.
5. — 8. Repeat movements 1 — 4 symmetrically in the opposite direction.

Carry out the movements 1 — 8 twice. In beats 2 and 6 you can also lift your foot to a One-Leg Step (DuLiBu). See illustration 9.
Your power of imagination (YiShou) is directed towards the Points LaoGong and YongQuan.

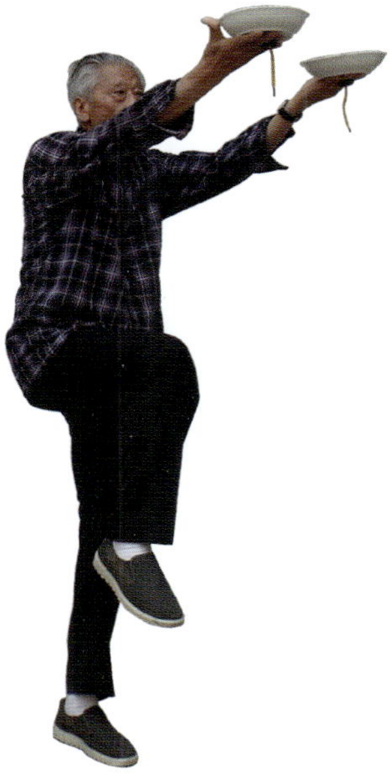

9

## 第八式：顽童荡秋

第一个八拍

1. 双手向左上方摆出时，重心移向左腿，（身体微向左转）同时右足跟提起，身体充分向左上方展开，眼看双手。（图1—3）

2. 左摆动下落时，重心下降成下蹲，双手在腹部前逆时针转绕一圈。（图4，5）

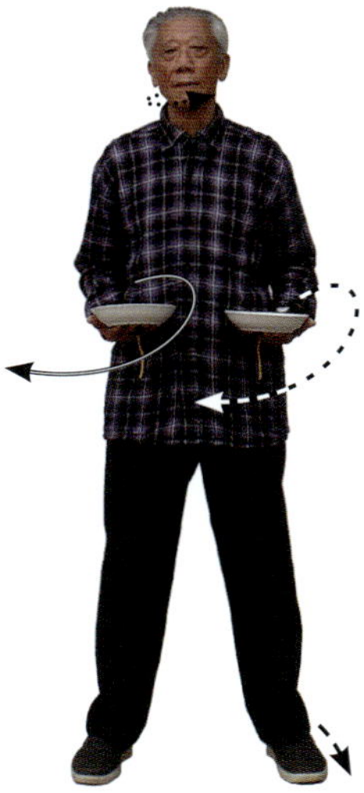
1

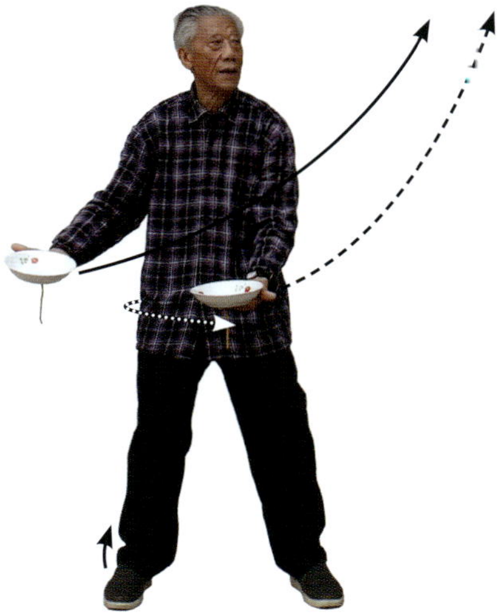
2

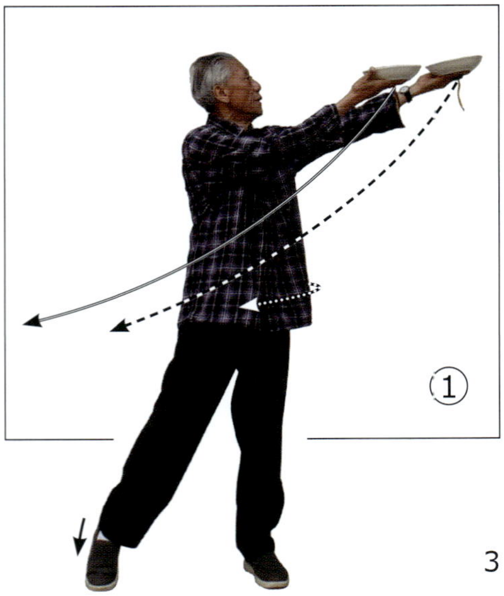

3

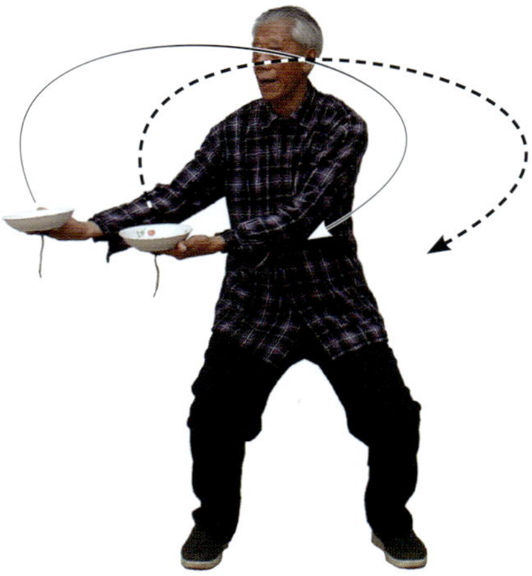
4

## VIII. Der freche Junge schaukelt hin und her

Teil 1: Die ersten acht Takte

1. Während die Hände nach links oben schwingen, den Schwerpunkt auf das linke Bein verlagern (der Körper dreht sich dabei leicht nach links), gleichzeitig die rechte Ferse anheben und den Körper ganz nach links oben strecken. Den Blick dabei auf die Hände richten. Siehe Bilder 1 bis 3.
2. Während der linke Schwung nach unten fällt, sinkt gleichzeitig der Schwerpunkt in die Hocke und die Hände werden gegen den Uhrzeigersinn vor dem Bauch gedreht. Siehe Bilder 4 und 5.

## VIII. The Cheeky Boy Is Swinging to and fro

Part 1: The first eight beats

1. While your hands are swinging upwards to the left, you shift your centre of gravity onto your left leg (your body slightly turning left), at the same time lifting your right heel and stretching your body completely upwards to the left. Direct your gaze at your hands during this performance. See illustrations 1 to 3.
2. While the left swing falls down, your centre of gravity goes down to a squatting posture and your hands are turned anti-clockwise in front of your stomach. See illustrations 4 and 5.

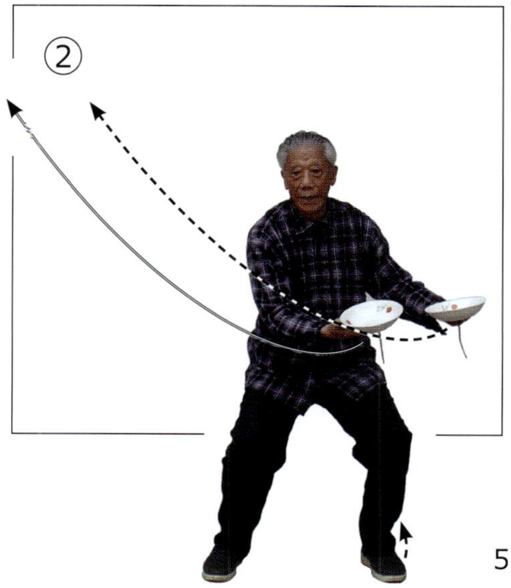


5

3. 接着双手向右上方摆出时，身体微向右转，重心移向右腿，同时左足跟提起，身体充分向右上方展开，眼看双手。（图6）

4. 右摆动下落时，重心下降成下蹲，双手在腹部前顺时针转绕一圈。（图7，8）

5—8拍同1—4拍。

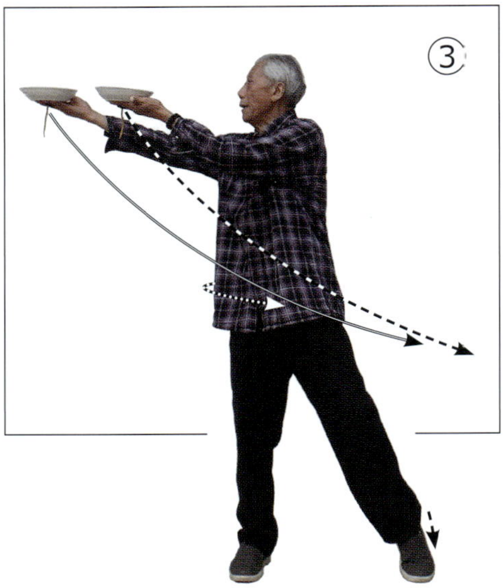


6

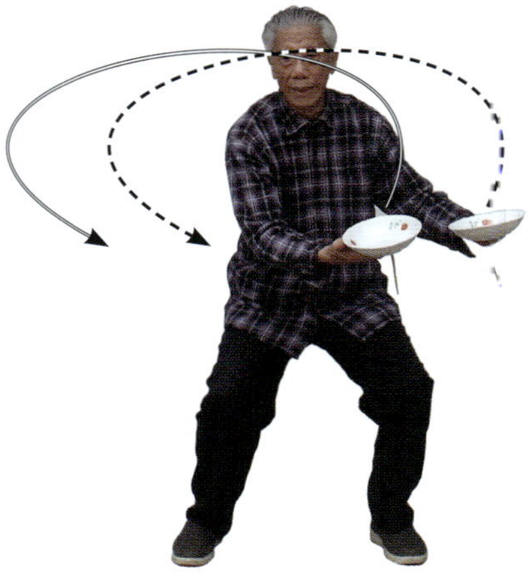

7

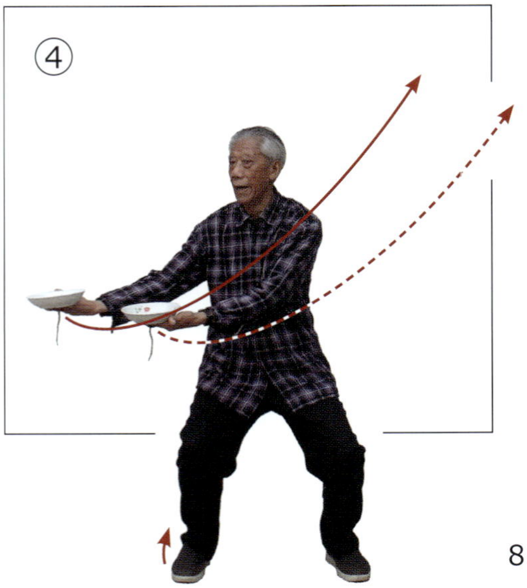


8

3. Während die Hände nach rechts oben schwingen, den Schwerpunkt auf das rechte Bein verlagern (der Körper dreht sich dabei leicht nach rechts), gleichzeitig die linke Ferse anheben und den Körper ganz nach rechts oben strecken. Den Blick dabei auf die Hände richten. Siehe Bild 6.
4. Während der rechte Schwung nach unten fällt, sinkt gleichzeitig der Schwerpunkt in die Hocke und die Hände werden im Uhrzeigersinn vor dem Bauch gedreht. Siehe Bilder 7 und 8.
5. — 8. Die Bewegungen 1 — 4 wiederholen.

3. While your hands are swinging upwards to the right, shift your centre of gravity onto your right leg (your body slightly turning right), at the same time lifting your left heel and stretching your body completely upwards to the right. Direct your gaze at your hands. See illustration 6.
4. While the right swing falls down, your centre of gravity goes down to a squatting posture and your hands are turned clock-wise in front of your stomach. See illustrations 7 and 8.
5. — 8. Repeat the movements 1 — 4.

第二个八拍

1. 双手向左上方摆出时，同时身体左转90度，左足向前一步，紧接右足跟上与左足并齐。（图9，10）

2. 随着双手回落时，右足后退一步，以右足跟为轴向后转180度，同时双臂向两侧展（摆）开。（图11，A—C）

3. 当双手从两侧回落时，双手向右上方摆出，同时左足向前上一步，紧接右足跟上与左足并齐。（图12，D，E）

4. 同动作2。（图13）

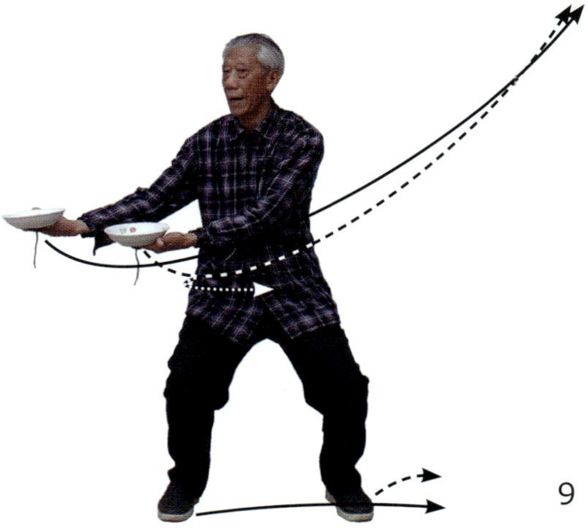

9

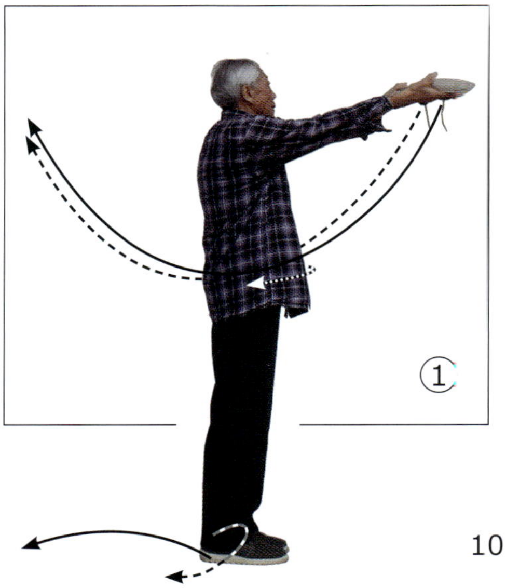


10

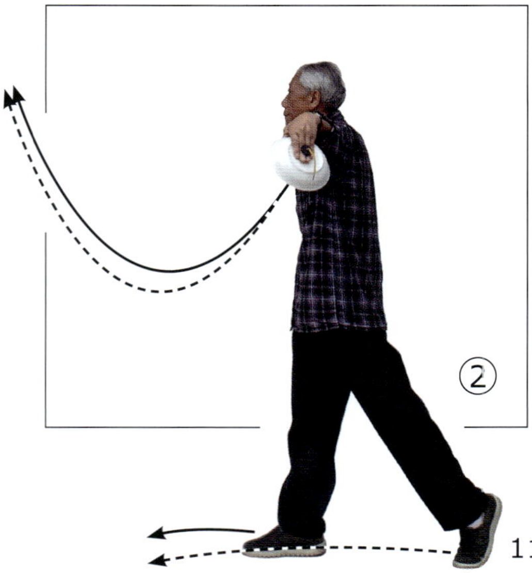


11

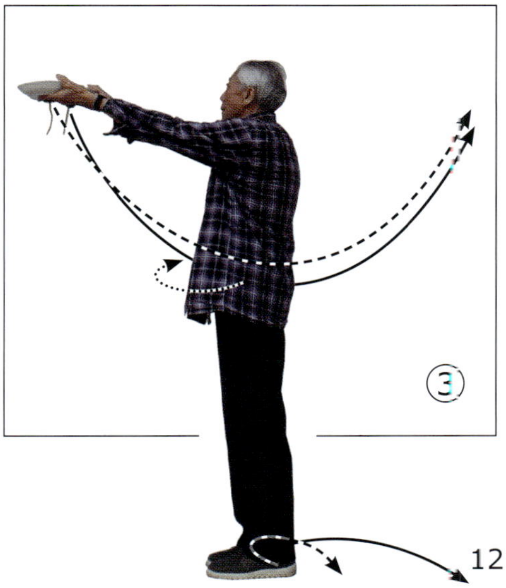


12

Teil 2: Die zweiten acht Takte

1. Während die Hände nach links oben schwingen, dreht man den Körper um 90° nach links und macht mit dem linken Fuß einen Schritt nach vorne. Der rechte Fuß wird anschließend neben den linken Fuß herangesetzt. Siehe Bilder 9 und 10.

2. Während die Hände nach unten und hinten fallen, macht man mit dem rechten Fuß einen Schritt zurück und dreht sich auf der rechten Ferse als Achse um 180°. Gleichzeitig werden die Arme zu den Seiten gestreckt (geschwungen). Siehe Bild 11 und Fußpositionen A bis C.

3. Während der linke Fuß einen Schritt nach vorne macht, fallen die Hände nach unten und schwingen anschließend wieder nach oben zur rechten Seite. Der rechte Fuß wird dabei an den linken Fuß herangesetzt und die Fersen befinden sich auf einer Linie. Siehe Bild 12 und Fußpositionen D und E.

4. Die gleiche Bewegung wie 2. Siehe Bild 13.

Part 2: The second eight beats

1. While your hands are swinging upwards to the left, you turn your body left by 90° and take one step to the front with your left foot. Your right foot is then set right next to your left foot. See illustrations 9 and 10.

2. While your hands are falling down and backwards, you take a step backwards with your right foot and turn by 180°, using your right heel as an axis. At the same time your arms are stretched (swung) to your sides. See illustration 11 and foot positions A to C.

3. While your left foot is taking a step to the front, your hands are falling down and then swinging back upwards to the right hand side. Your right foot is simultaneously set right next to your left foot, the heels being in line. See illustration 12 and foot positions D and E.

4. The same movement as in 2. See illustration 13.

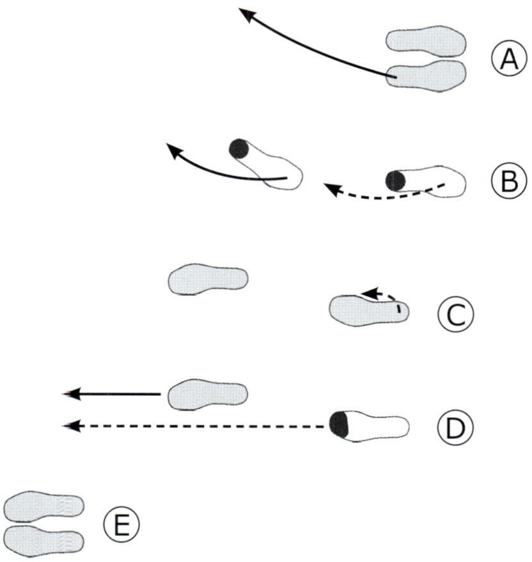


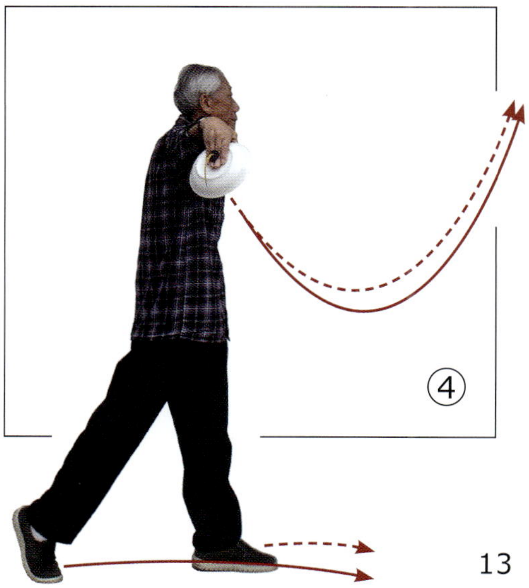


13

5. 同动作3。

6. 同动作2。

7. 同动作3。（图14）

8. 以上一进一退（都是进左脚退右脚），共做（7）拍，做第（8）拍时，身体左转90度，左足向左一步，左手向左分开，接着双手前摆下落成预备式。（图15，16，F—J）

第2部分动作如想加大难度，可在动作1、3、5、7中右腿向前抬起成左独立步。（图17）

意守：劳宫、丹田

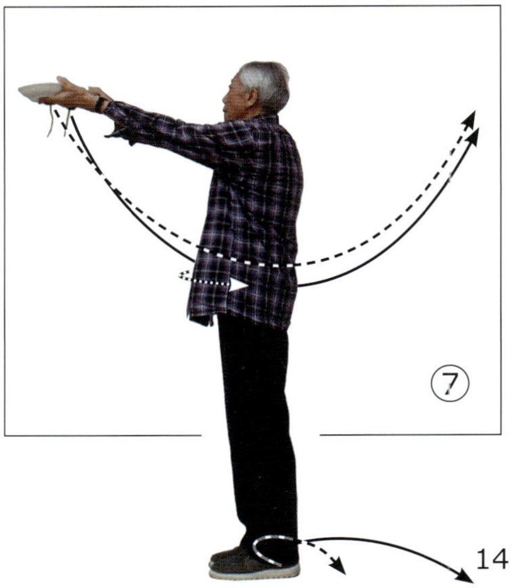


14

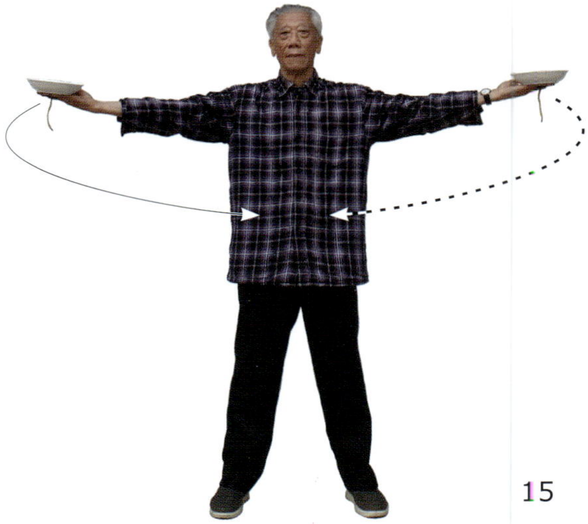

15

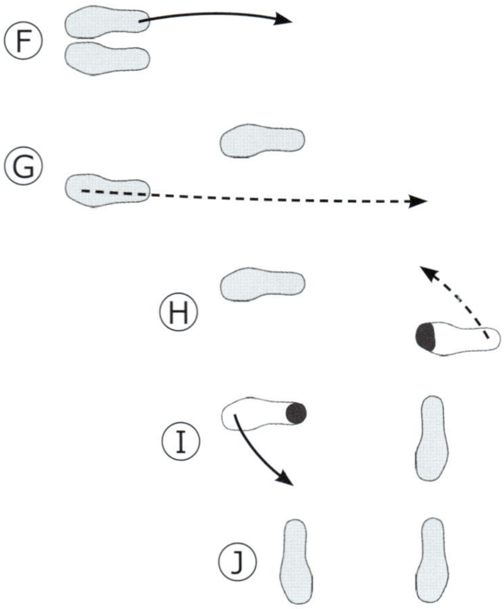


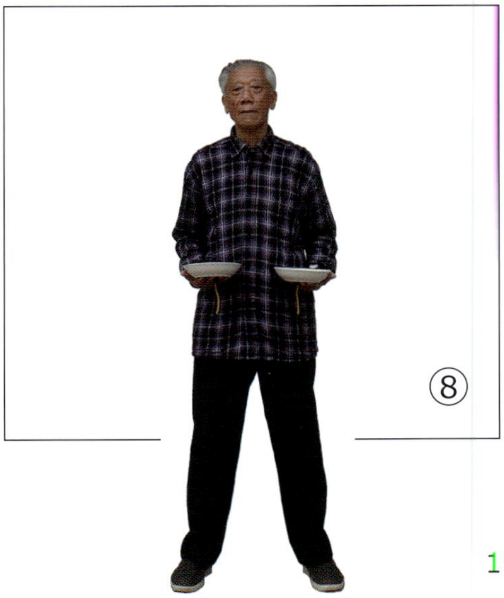


16

5. Die gleiche Bewegung wie 3.
6. Die gleiche Bewegung wie 2.
7. Die gleiche Bewegung wie 3. Siehe Bild 14.
8. Wenn die Hände nach unten fallen, setzt man den rechten Fuß und anschließend den linken Fuß jeweils einen Schritt zurück. Während man den Körper um 90° nach links dreht (der linke Fuß dreht dabei auf der Fußspitze und der rechte Fuß auf der Ferse), werden die Arme zur linken und rechten Seite bis auf Schulterhöhe geführt. Nun werden die Hände nach vorne geschwungen und fallen zur Ausgangsposition zurück. Siehe Bilder 15 und 16 sowie Fußpositionen F bis J.

Man kann den Schwierigkeitsgrad beim zweiten Teil der Übung VIII erhöhen, indem man bei den Takten 1, 3, 5 und 7 das rechte Bein nach vorne hebt zu einem Einbeinigen Stand (DuLiBu). Siehe Bild 17. Die Vorstellungskraft (YiShou) wird auf den Punkt LaoGong und das DanTian gelenkt.

5. The same movement as in 3.
6. The same movement as in 2.
7. The same movement as in 3. See illustration 14.
8. When your hands are falling down, you set your right foot and then your left foot one step backwards. While you turn your body by 90° to the left (your left foot turning on its tiptoe and your right foot on your heel), you guide your arms to your right and left hand sides up to shoulder height. Now your hands swing to the front and fall back to the initial position. See illustrations 15 and 16 and foot positions F to J.

You can increase the difficulty level in the second part of exercise VIII by lifting your right leg to the front to a One-Leg Step (DuLiBu) in beats 1, 3, 5 and 7. See illustration 17.
Your power of imagination (YiShou) is directed to LaoGong Point and DanTian.

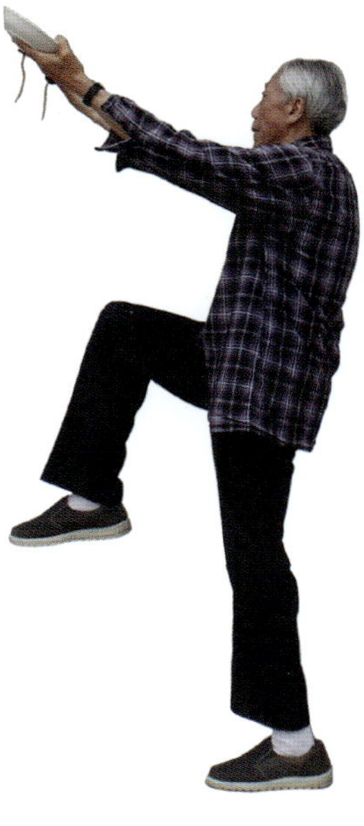
17

# 收功：三抱归气

1. 吸气时双手弧形向两侧伸出。（图1，2）
2. 呼气时双手相合收于腹前（丹田处）。（图3）
一吸一呼为1次，共做3次。

练功结束。

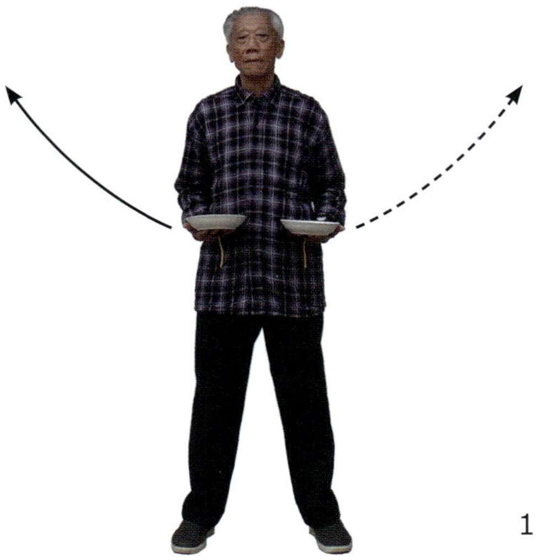

1

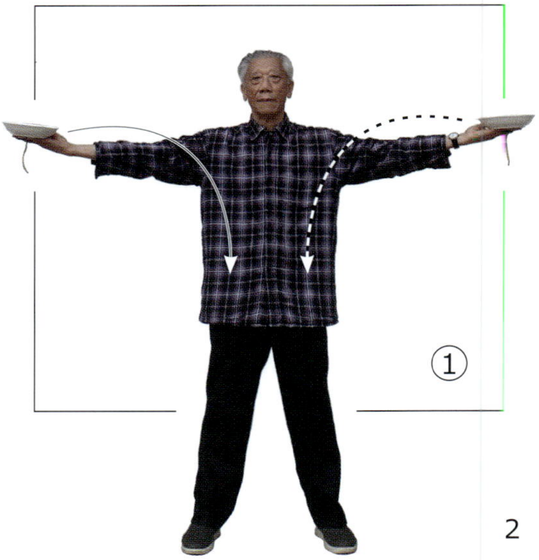


2

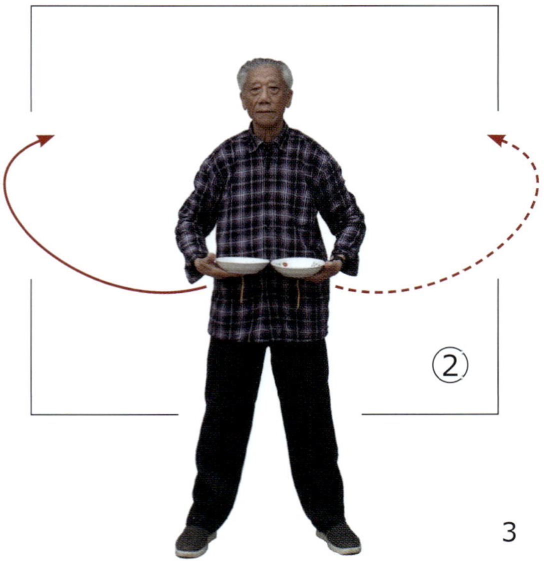


3

## Abschlußübung: Dreimal Qi sammeln und zurück zum Ursprung bringen

1. Beim Einatmen die Hände in einem Bogen zu den Seiten ausstrecken. Siehe Bilder 1 und 2.
2. Beim Ausatmen die Hände vor dem Bauch (auf Höhe des unteren DanTian) zurückführen. Siehe Bild 3 und Zeichnung.

Die Bewegungen 1 — 2, kombiniert mit bewusster Atmung, insgesamt dreimal ausführen.

## Final Exercise: Gathering Qi Three Times and Taking It Back to the Origin

1. While breathing in stretch your hands to your sides in a bow. See illustrations 1 and 2.
2. While breathing out guide your hands back in front of your stomach (at the height of the Inferior DanTian). See illustration 3 and drawing.

Carry out the movements 1 — 2 three times altogether, combined with constant breathing.

上丹田
Oberes DanTian
Upper DanTian

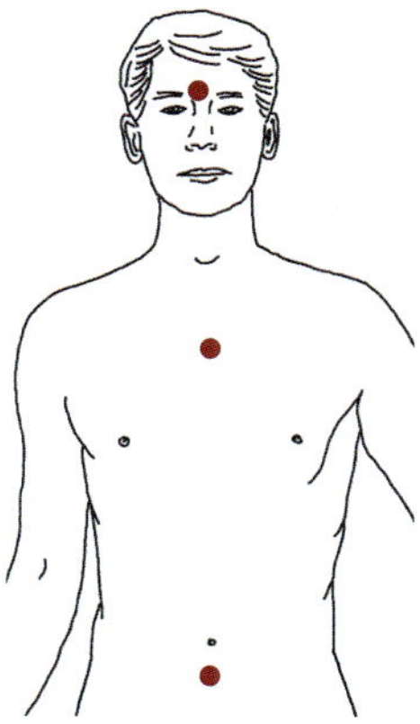

中丹田
Mittleres DanTian
Middle DanTian

下丹田
Unteres DanTian
Inferior DanTian

## 练习动作全图：盘子功二



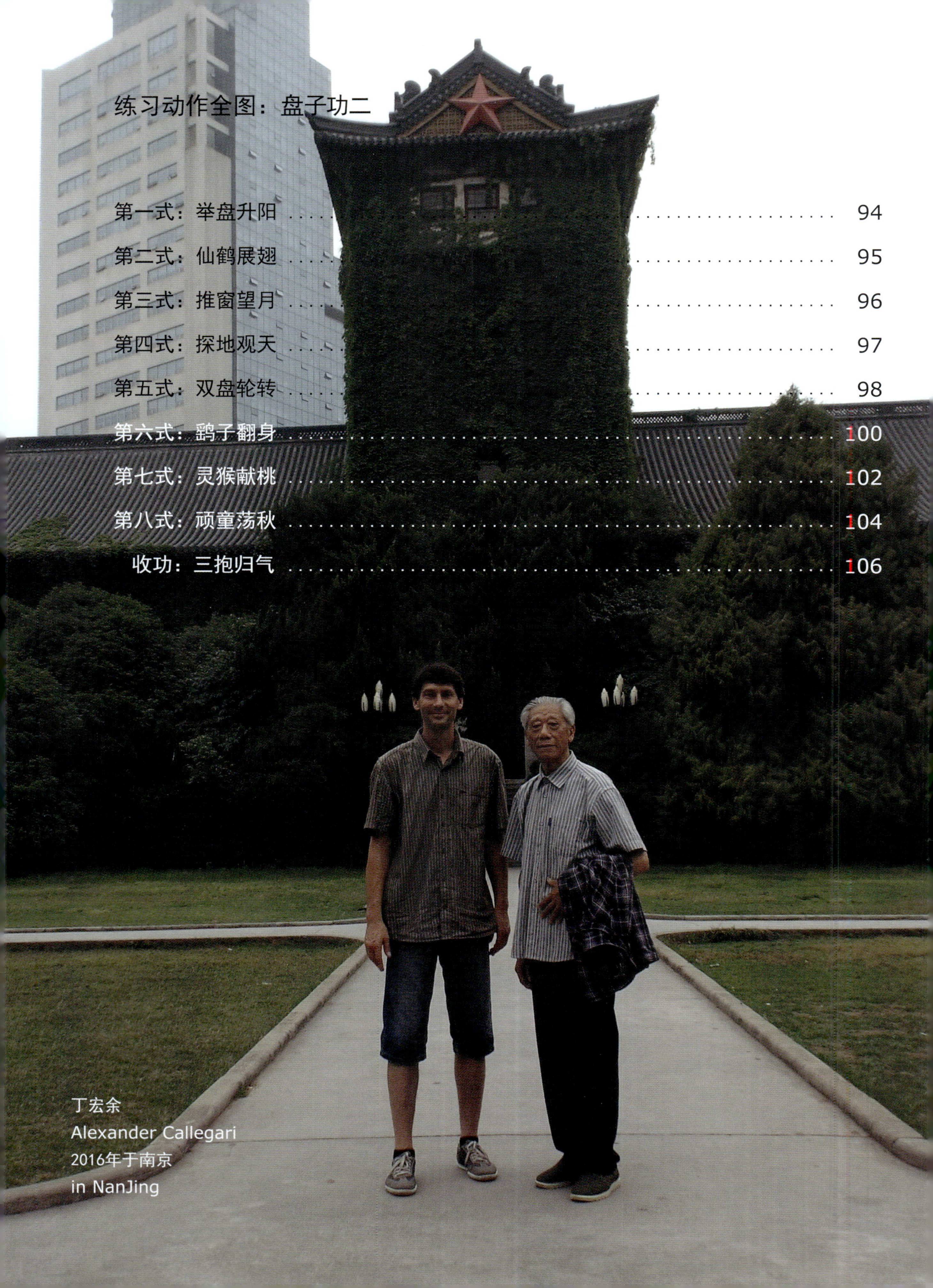

丁宏余
Alexander Callegari
2016年于南京
in NanJing

## Übersicht der Übungen: PanZi Gong II



## Survey of the Exercises: PanZi Gong II

## 第一式：举盘升阳
## I. Die Teller der Sonne entgegenheben
## I. Lift the Plates Towards the Sun

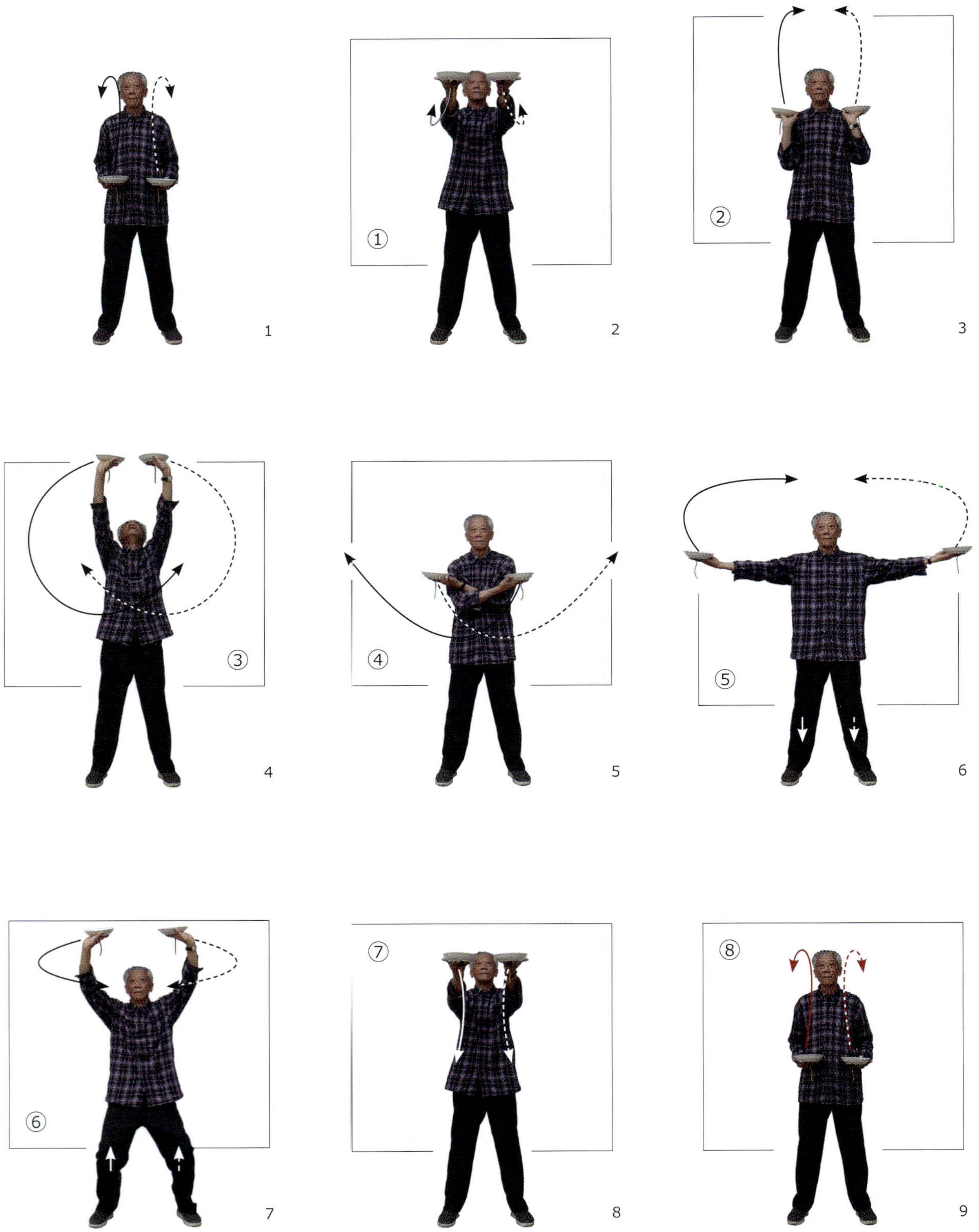

## 第二式：仙鹤展翅
## II. Der Kranich breitet seine Flügel aus
## II. The Crane Spreads Its Wings

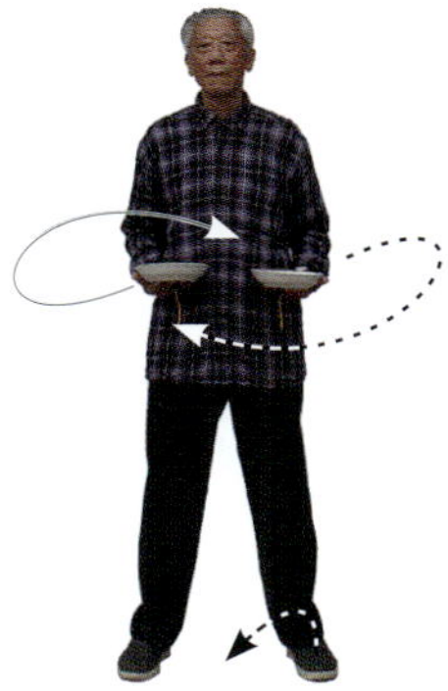

1

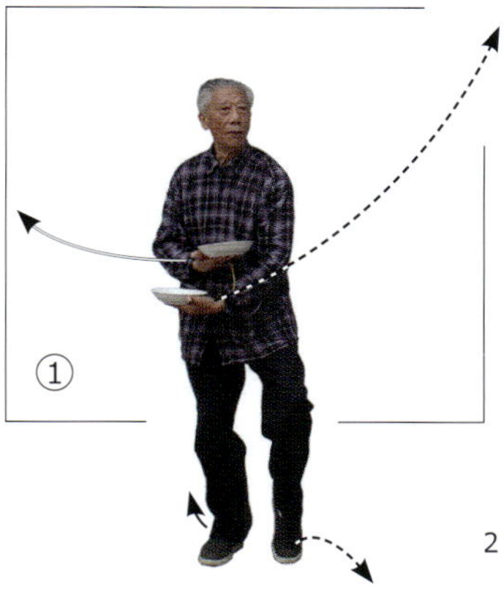


2

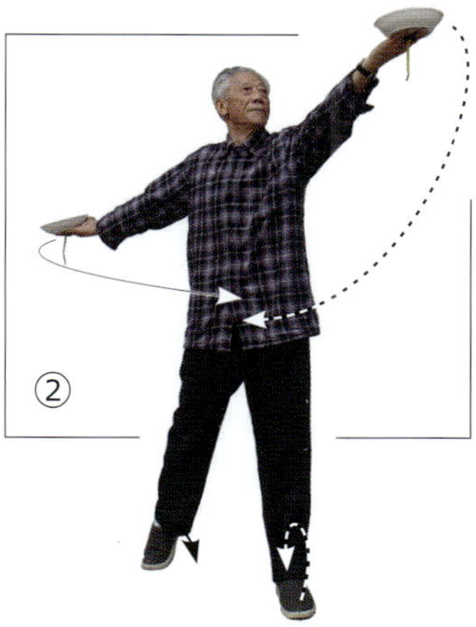


3

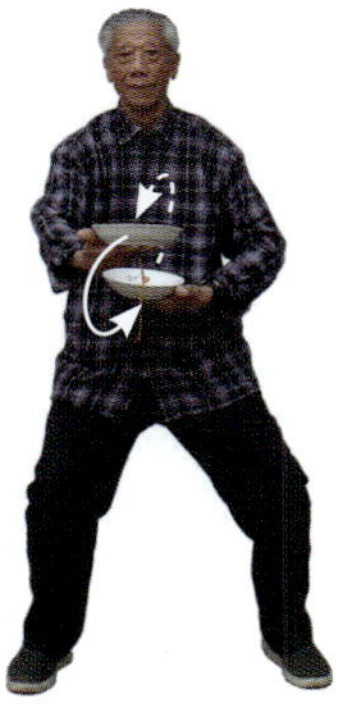

4

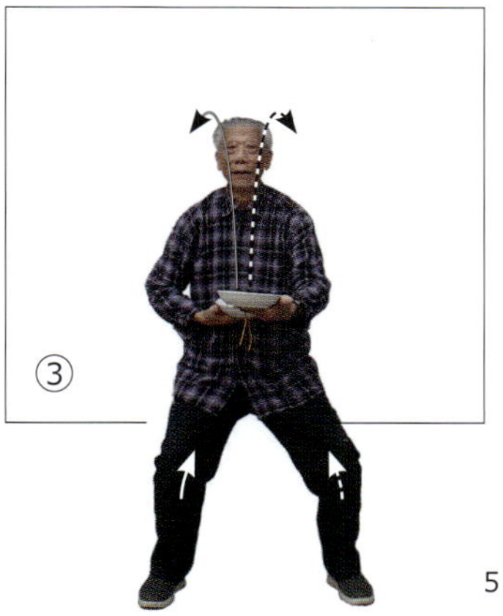


5

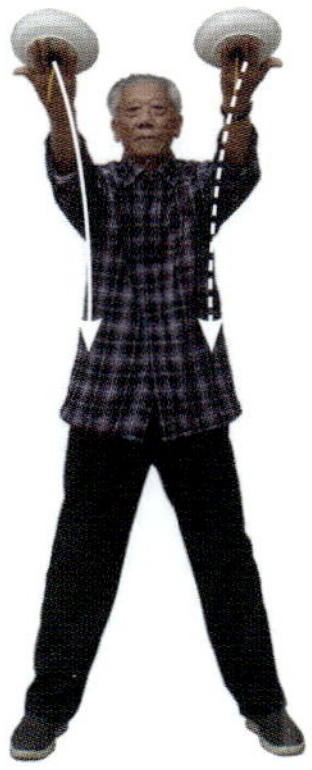

6

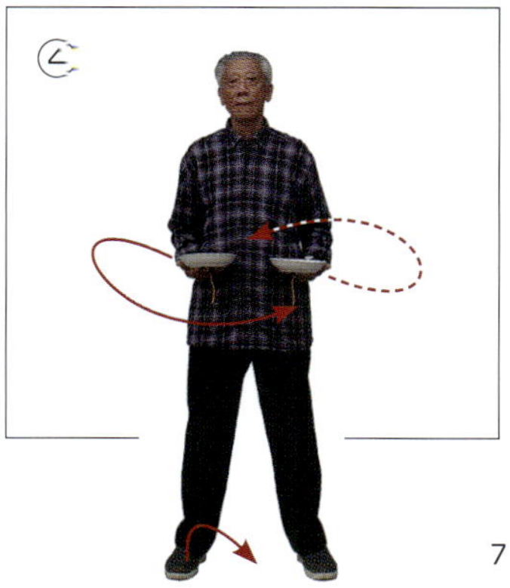

7

## 第三式：推窗望月
## III. Das Fenster öffnen und zum Mond blicken
## III. Open the Window and Look at the Moon

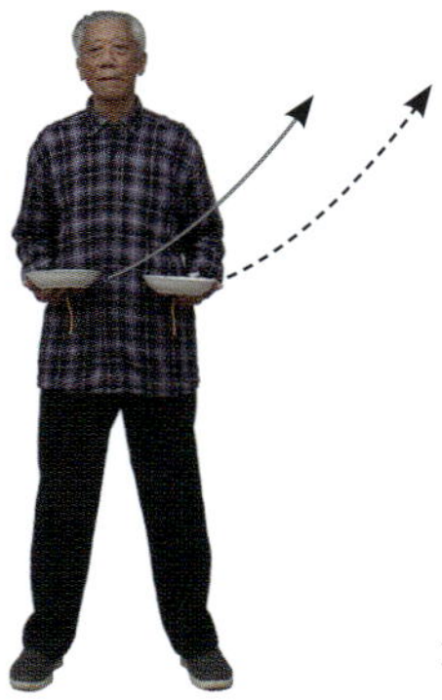
1

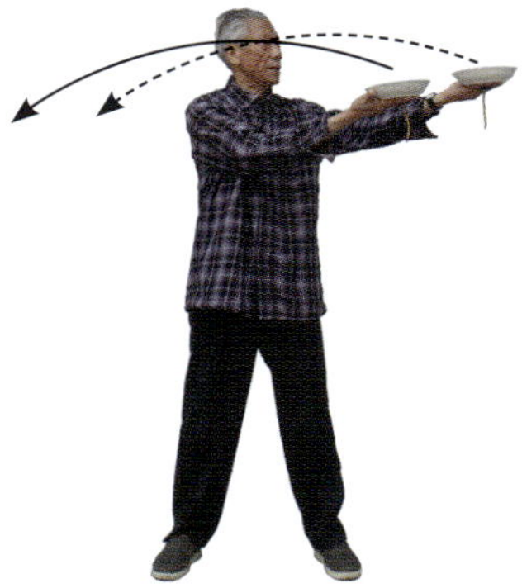
2

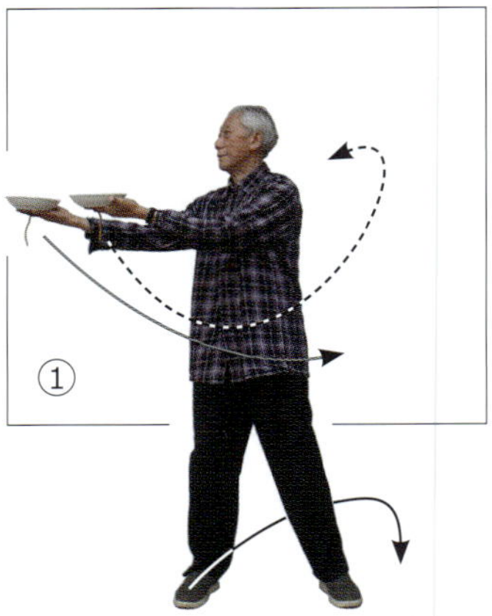

3

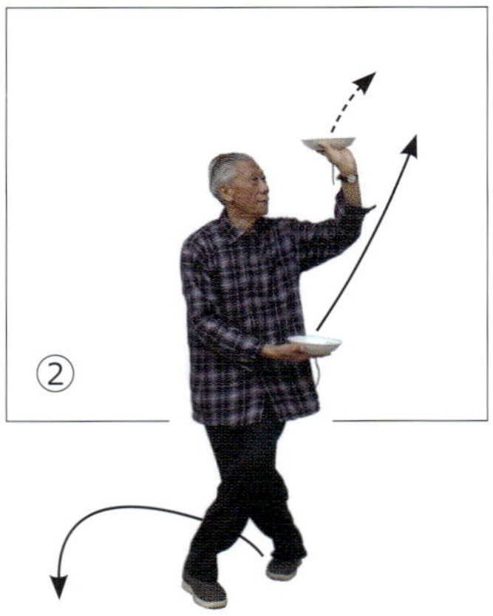

4

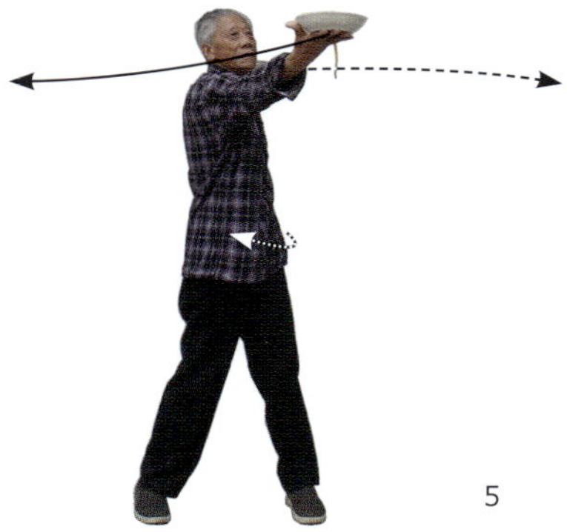
5

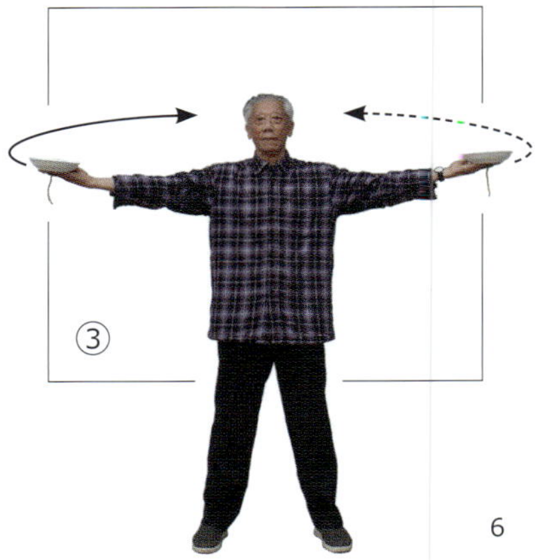

6

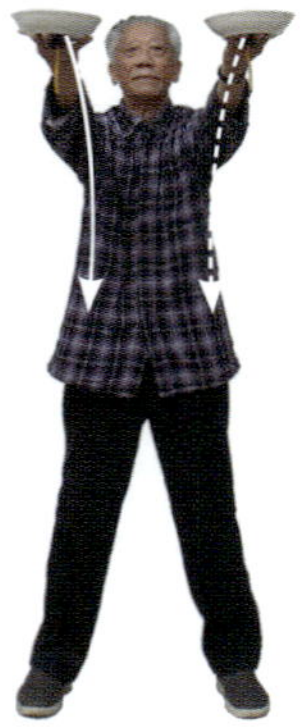
7

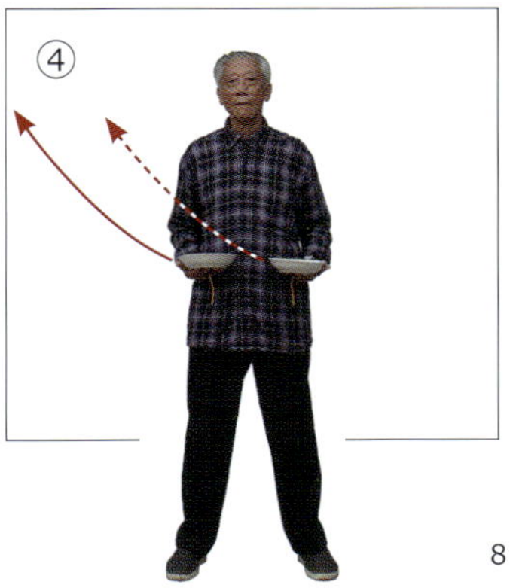

8

## 第四式：探地观天
## IV. Die Erde erkunden und den Himmel erblicken
## IV. Explore the World and Behold the Sky

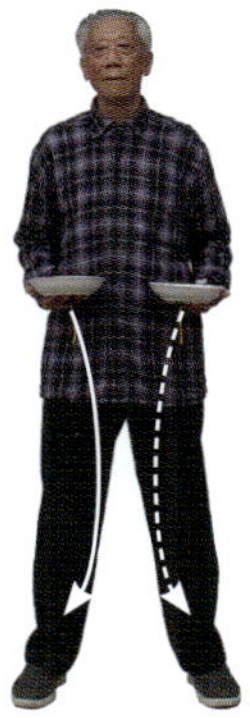
1

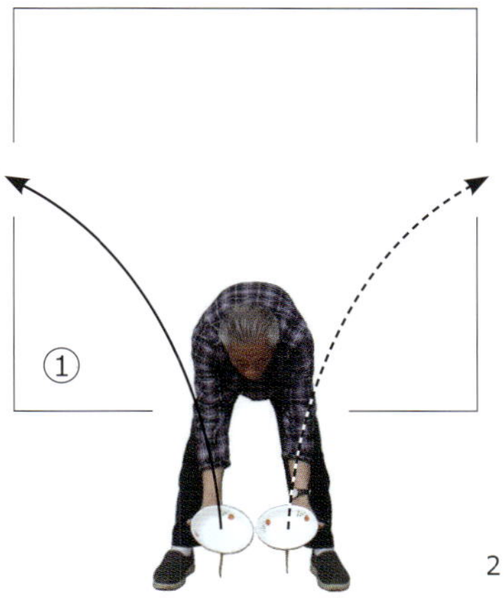

2

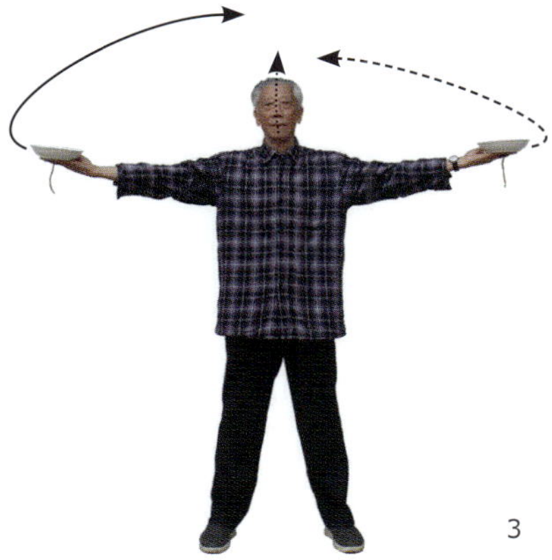
3

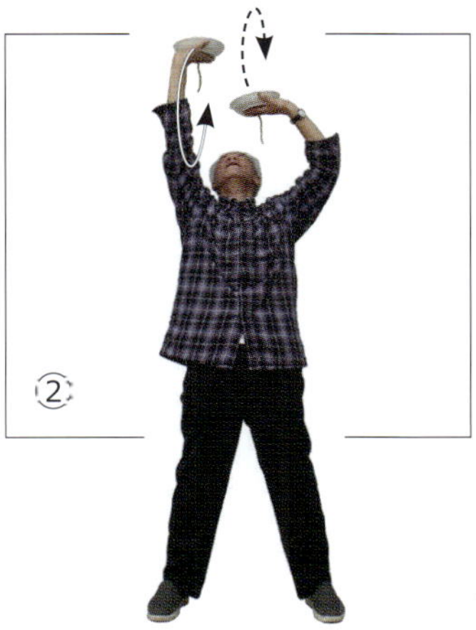

4

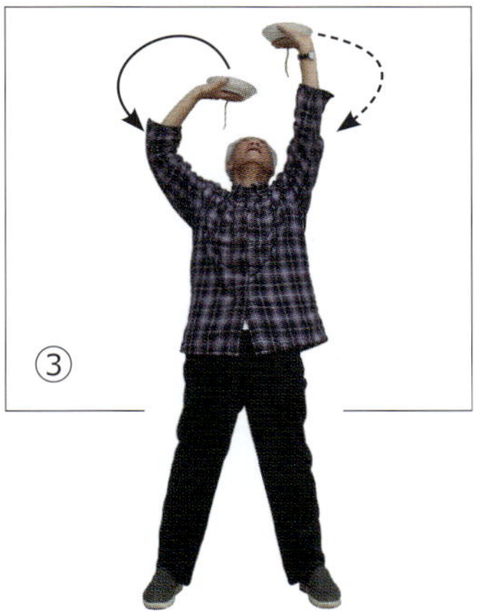

5

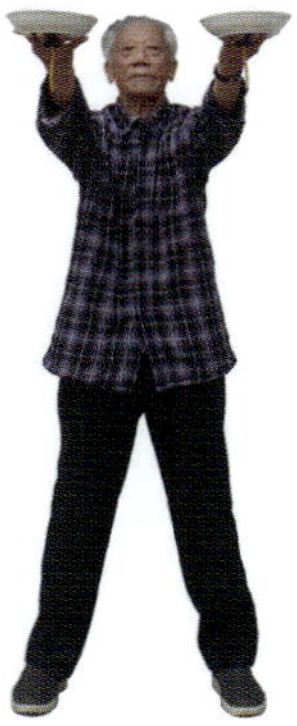
6

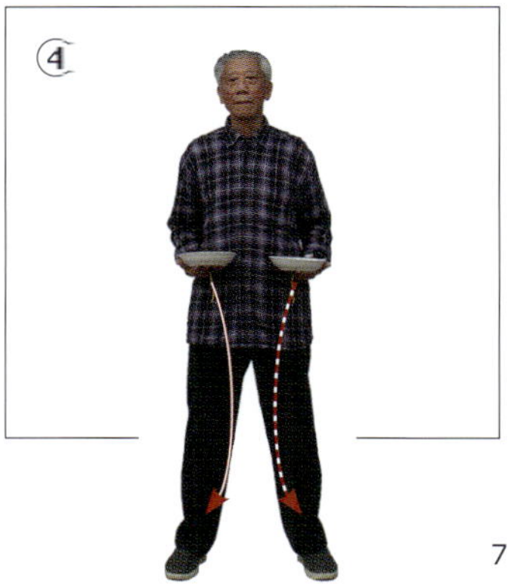

7

## 第五式：双盘轮转
## V. Die Teller wie ein Rad drehen
## V. Turn the Plates Like a Wheel

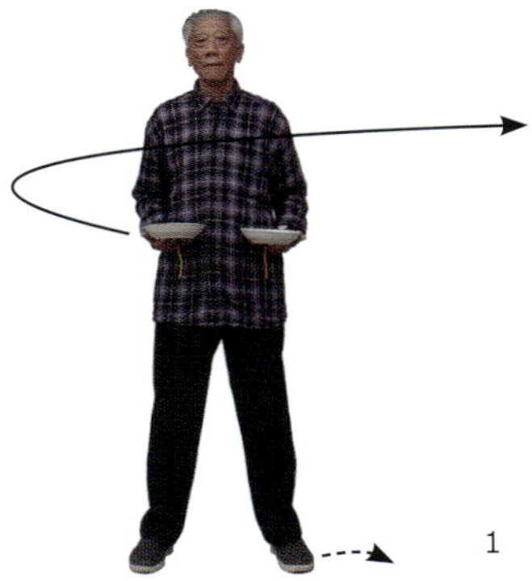
1

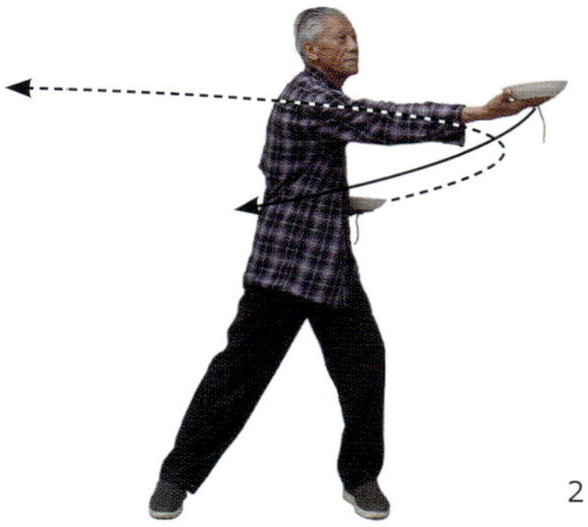
2

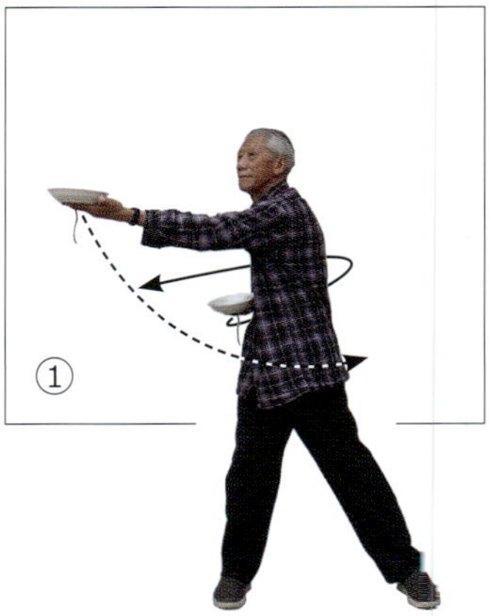

3

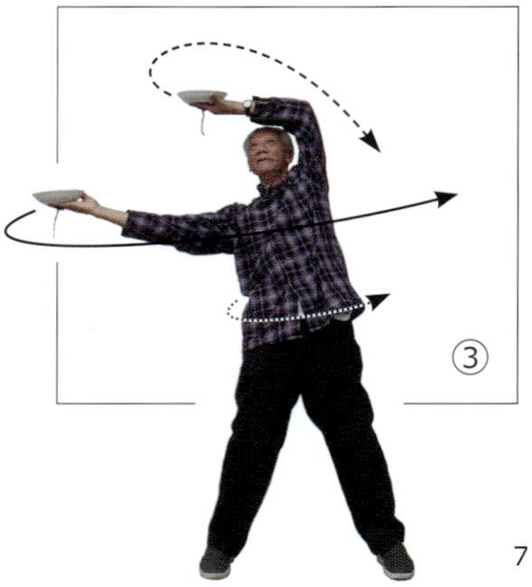

7

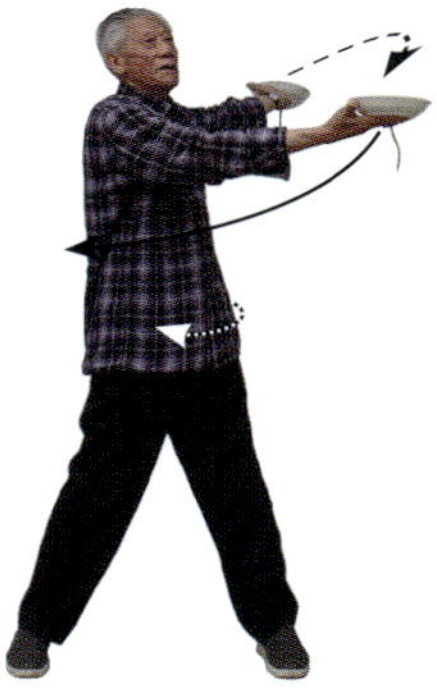
8

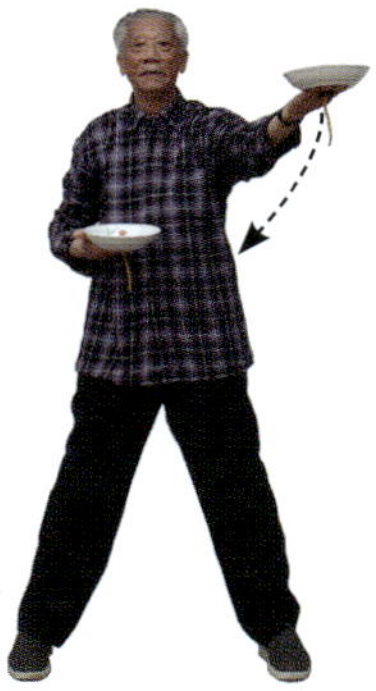
9

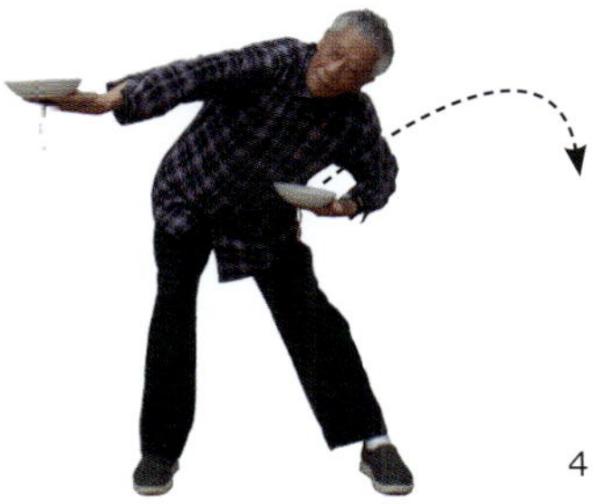
4

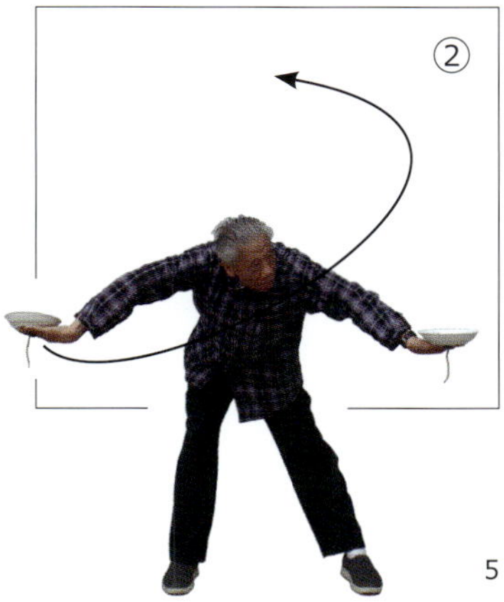

5

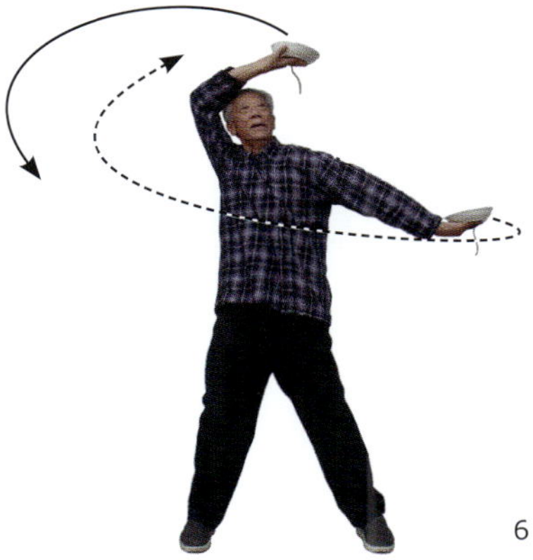
6

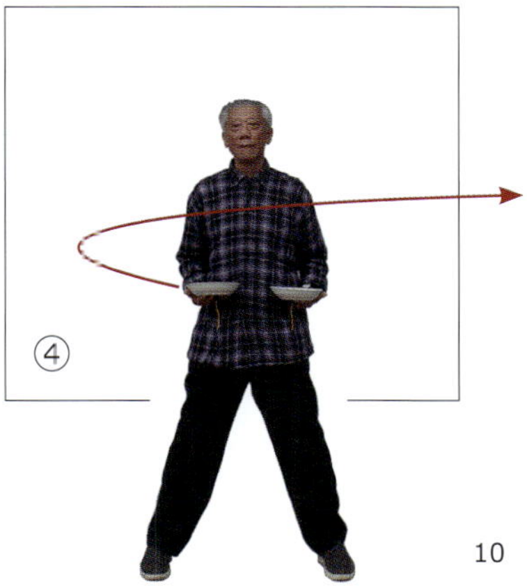

10

## 第六式：鹞子翻身
## VI. Der Sperber wirbelt herum
## VI. The Sparrow-Hawk Is Twirling Around

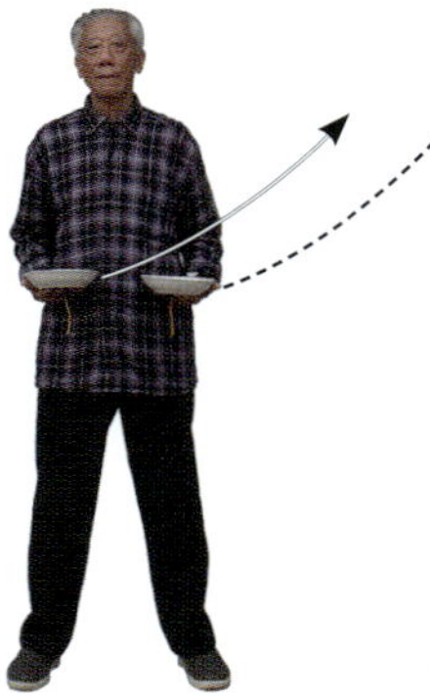
1

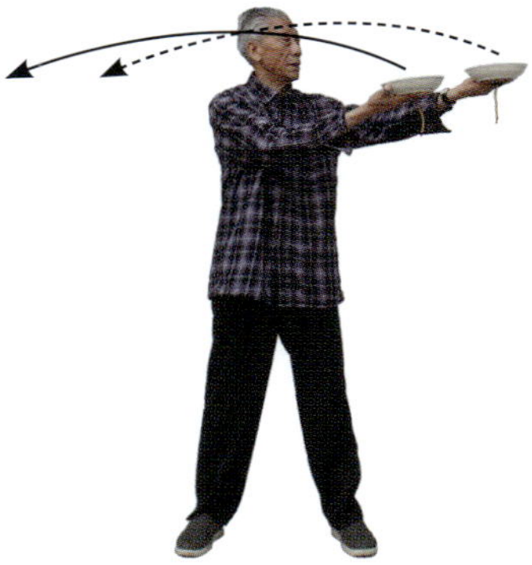
2

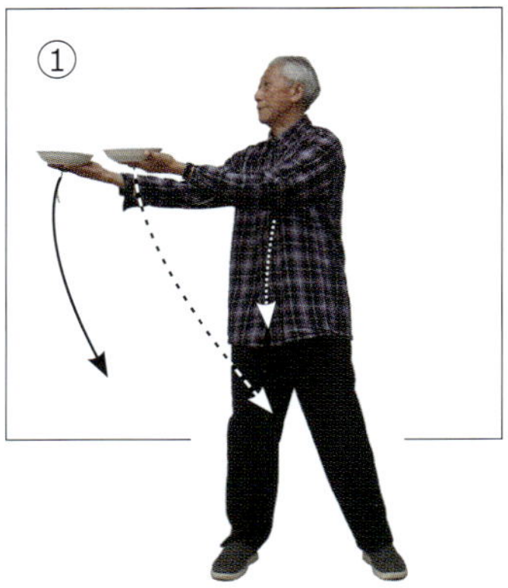

3

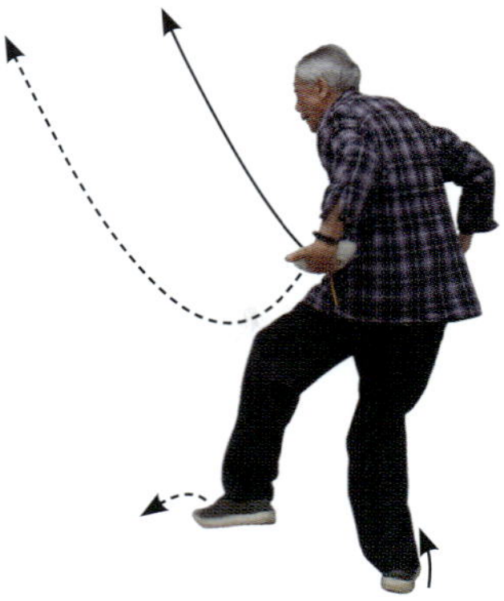
7

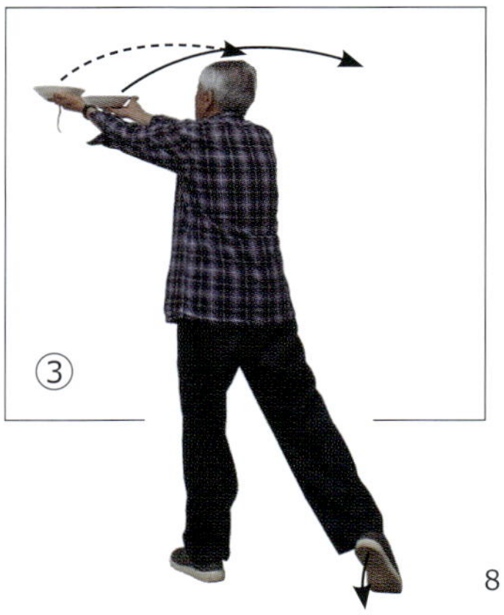

8

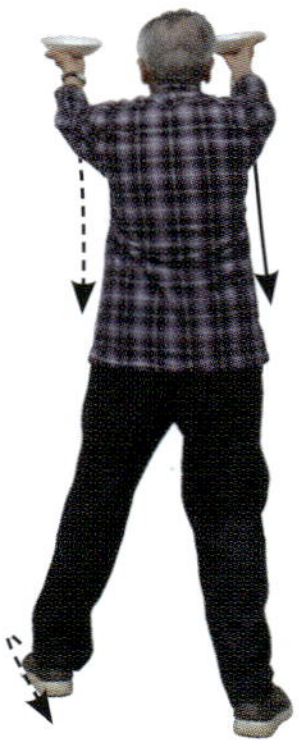
9

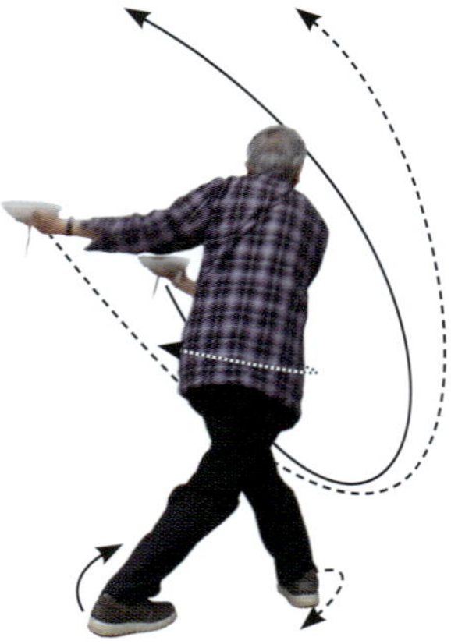
13

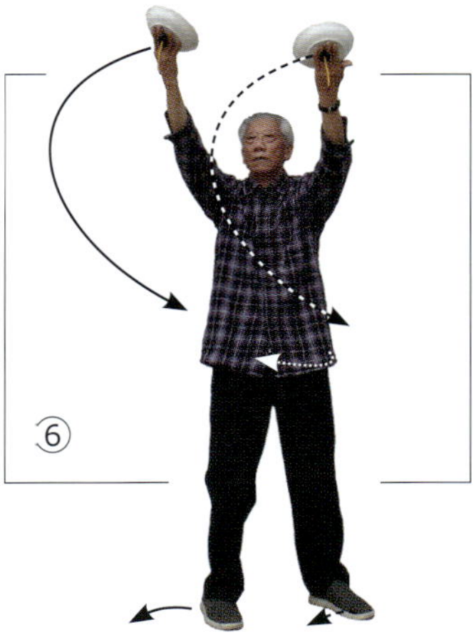

14

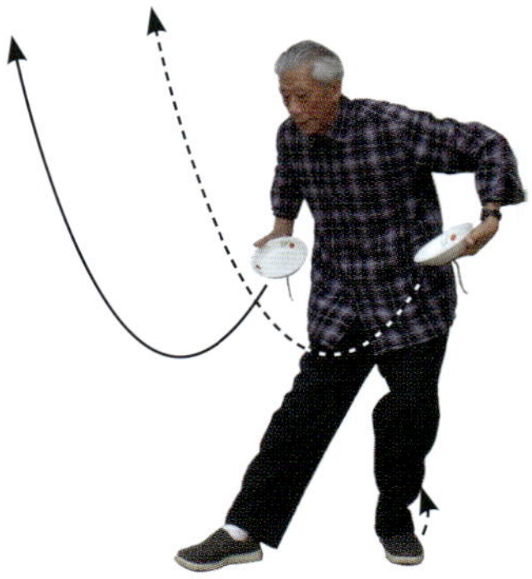
15

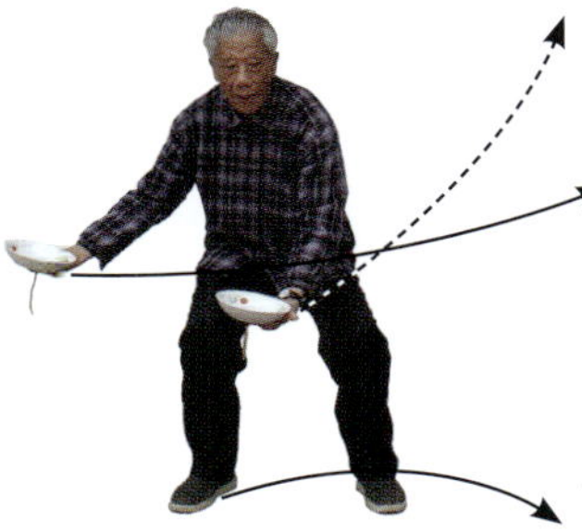

4

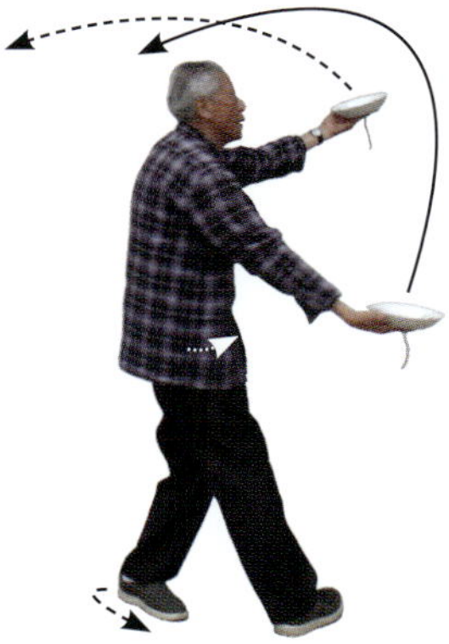

5

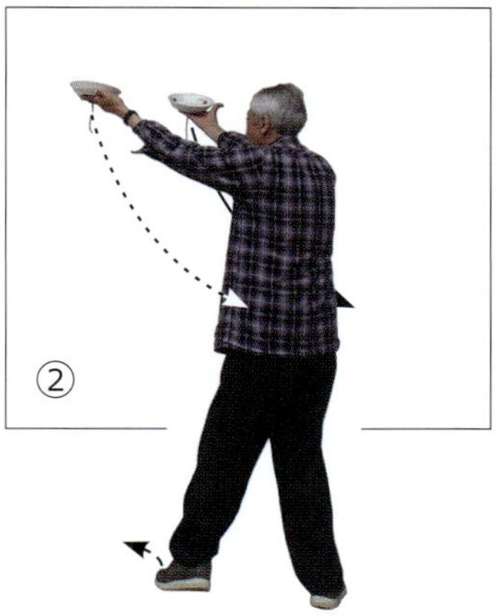


6

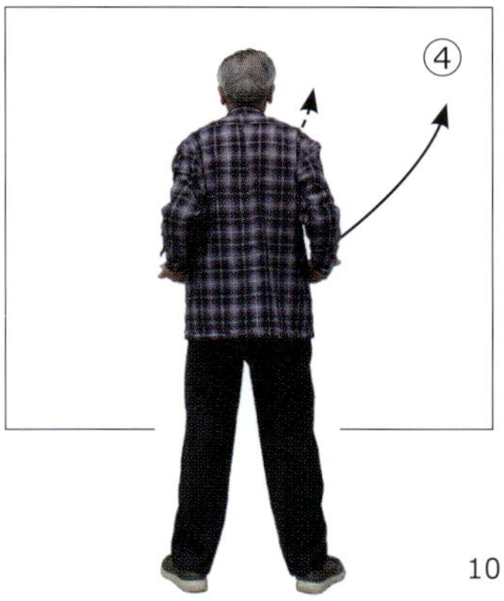


10

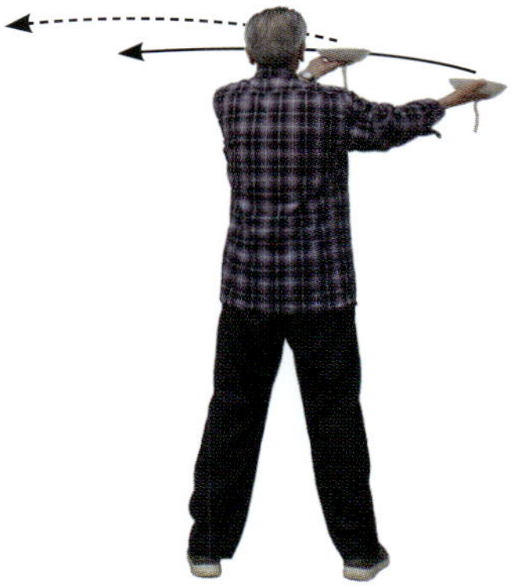

11

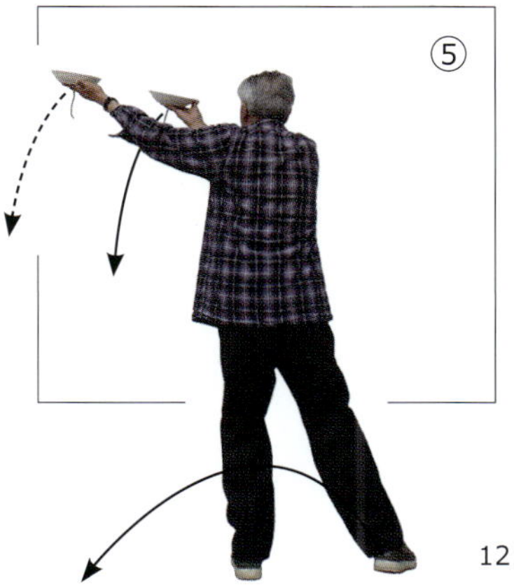


12

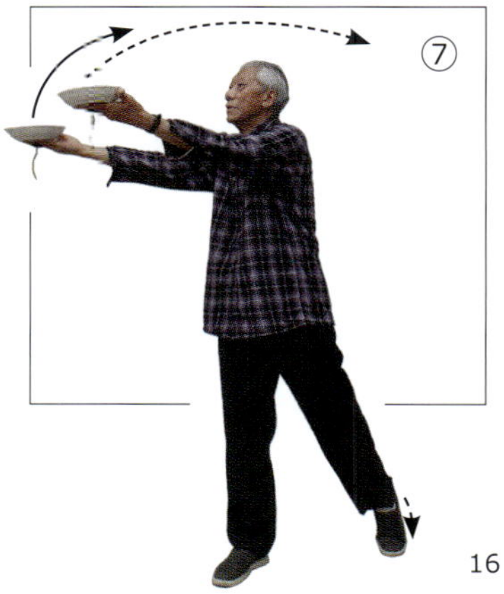


16

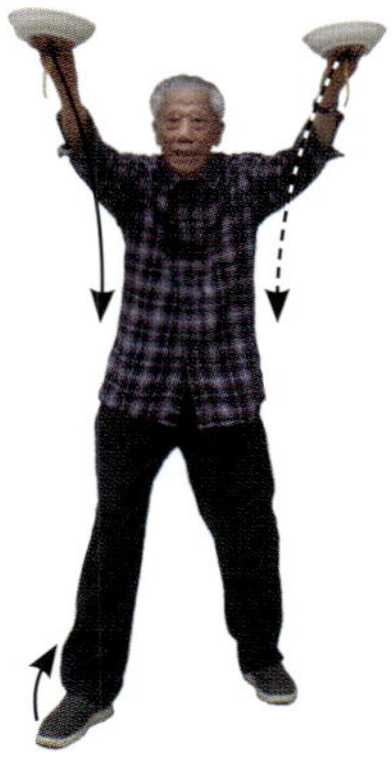

17

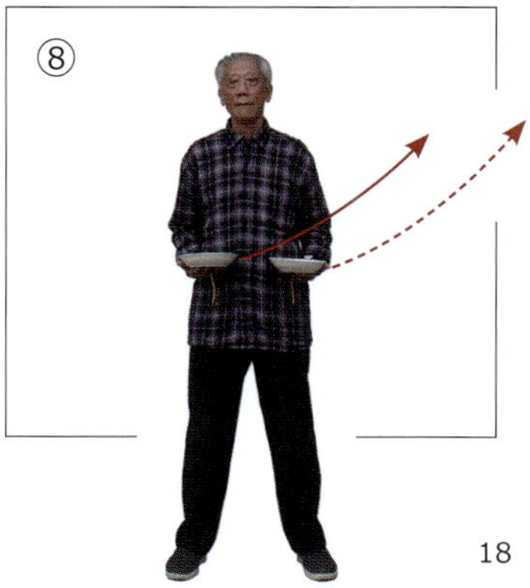


18

## 第七式: 灵猴献桃
## VII. Der Affe präsentiert die Pfirsiche
## VII. The Monkey Is Presenting the Peaches

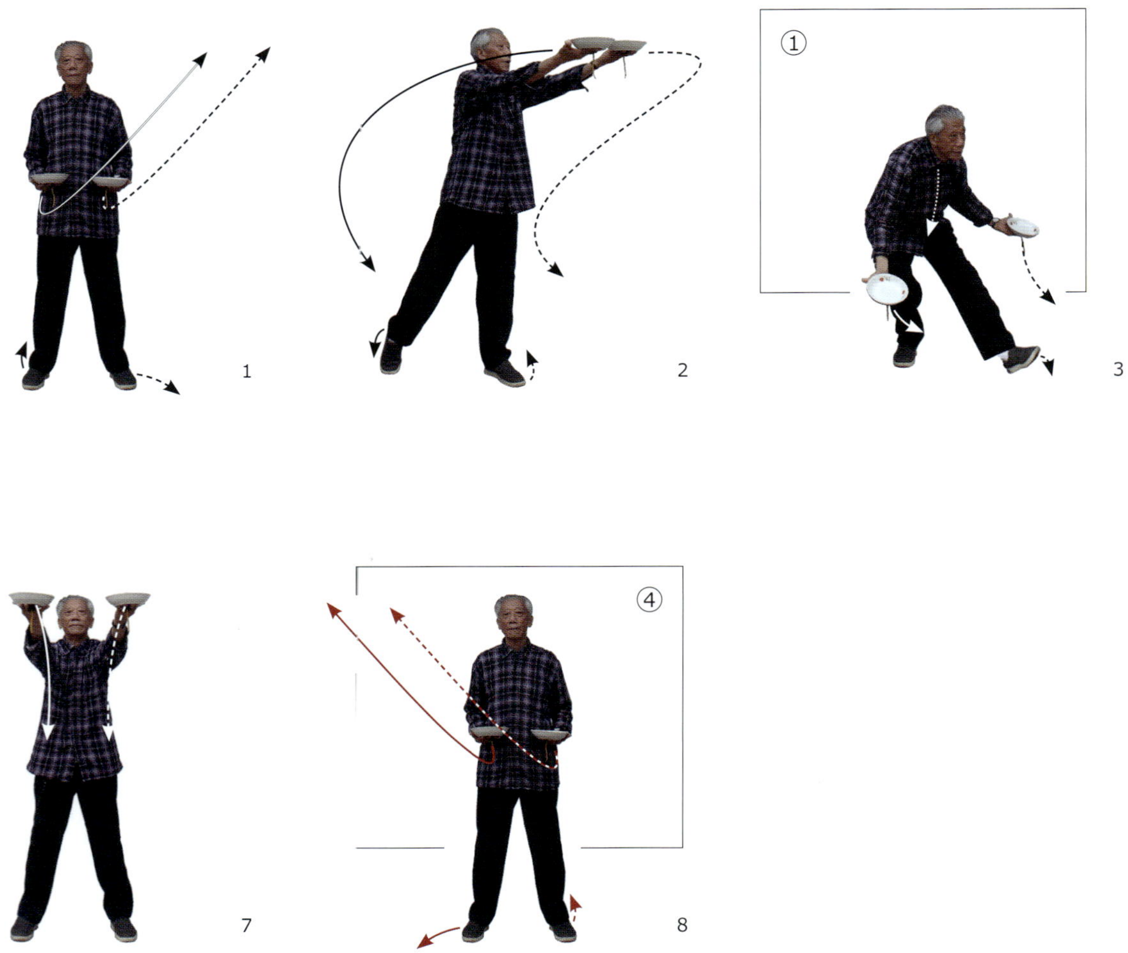


1 2 3 7 8

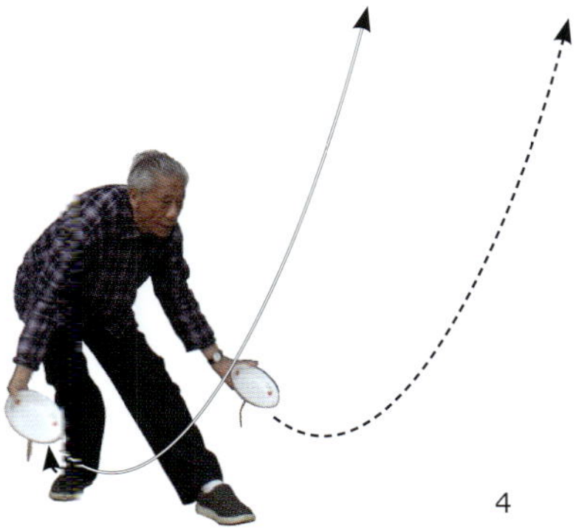

4

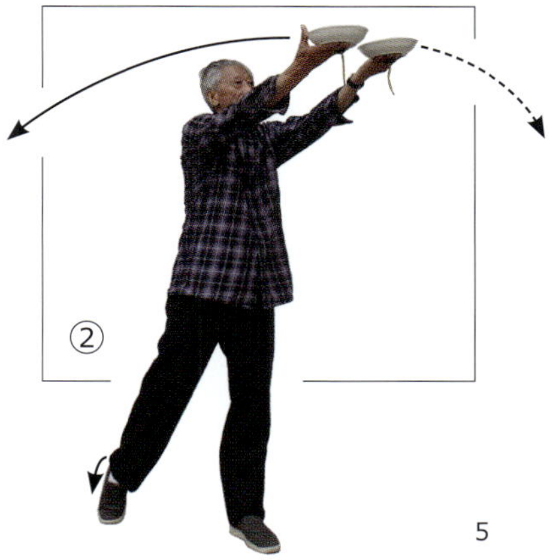


5

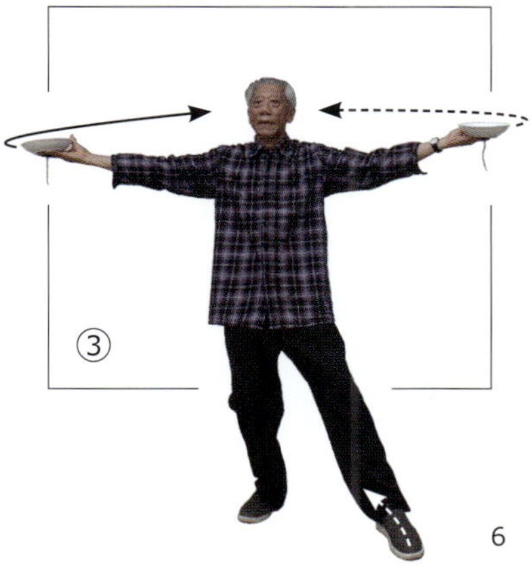


6

## 第八式: 顽童荡秋
## VIII. Der freche Junge schaukelt hin und her
## VIII. The Cheeky Boy Is Swinging to and fro

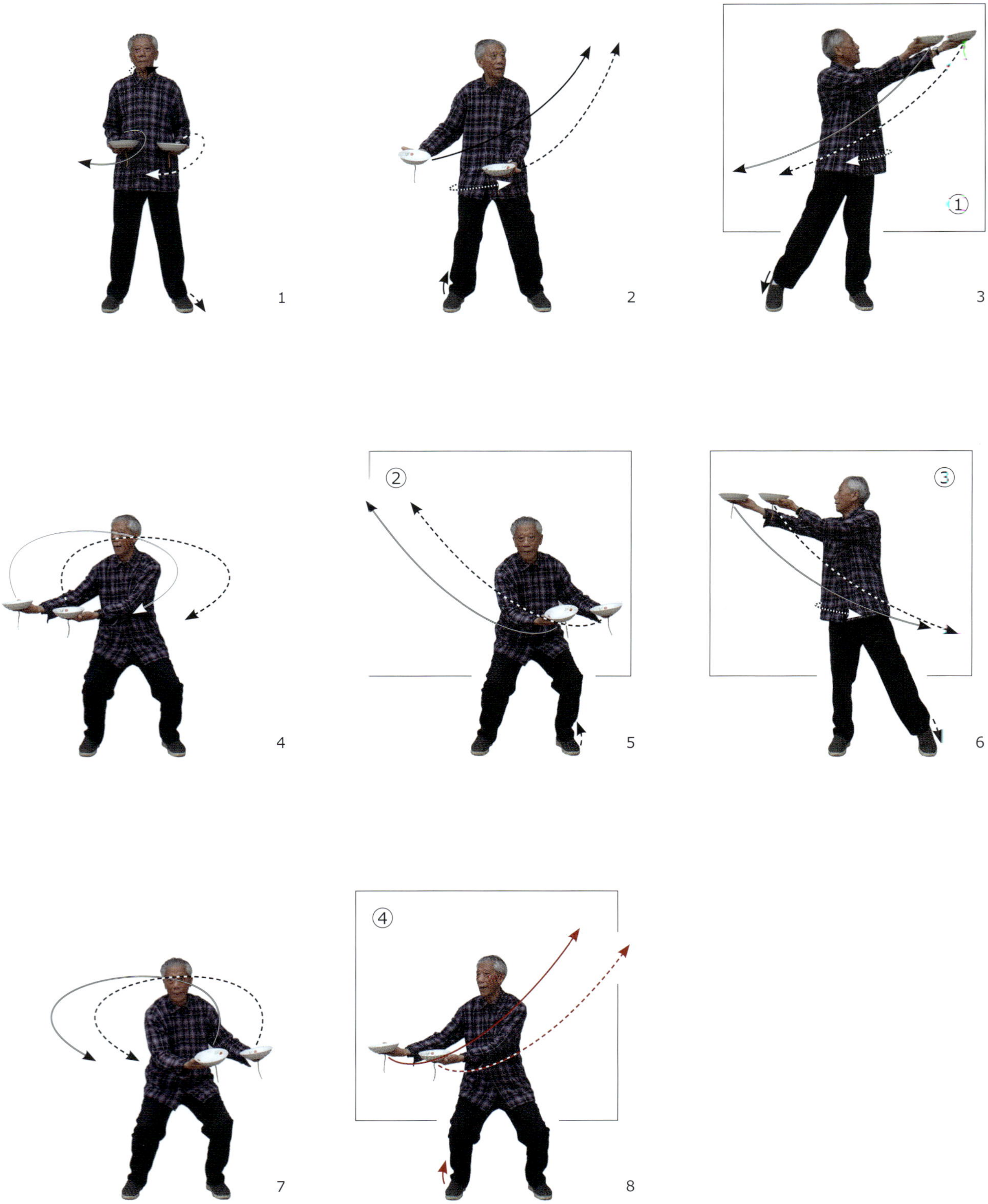

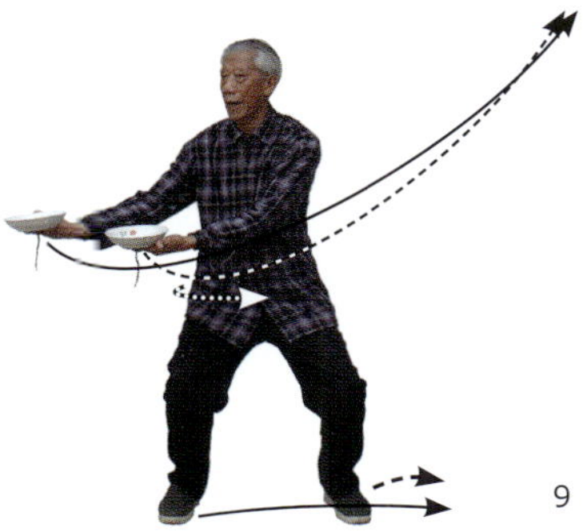

9

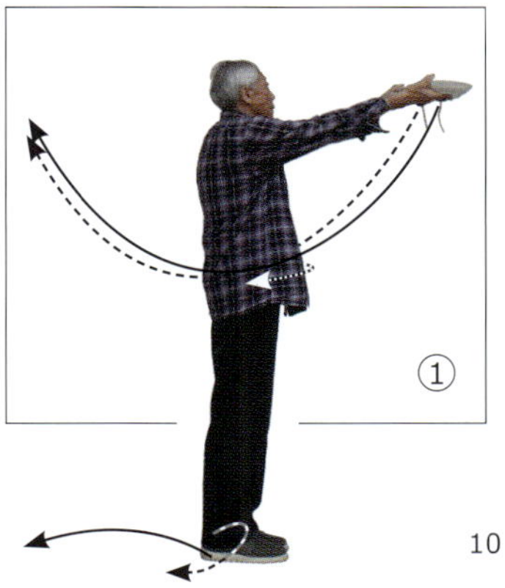


10

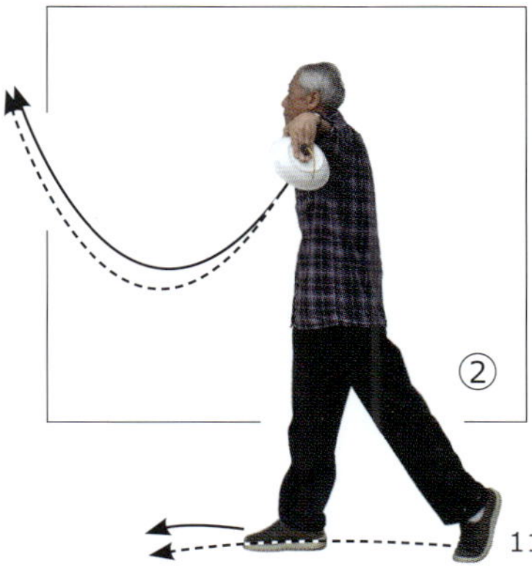


11

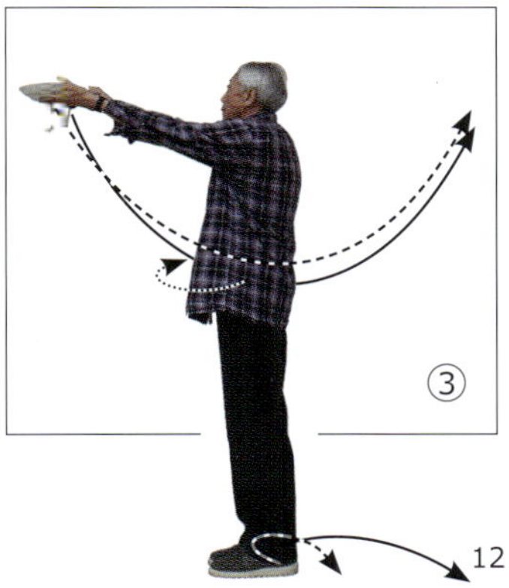


12

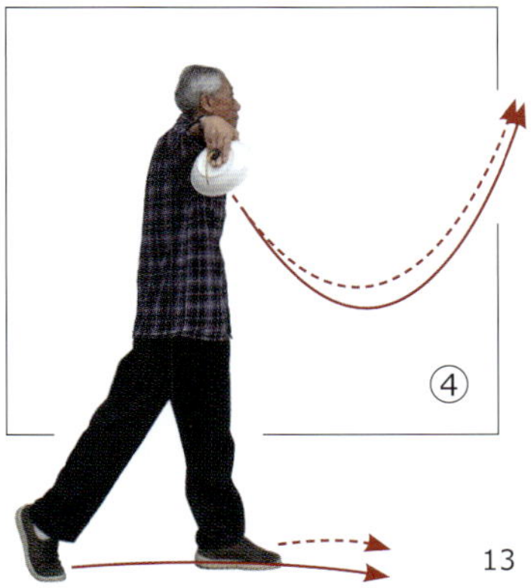


13

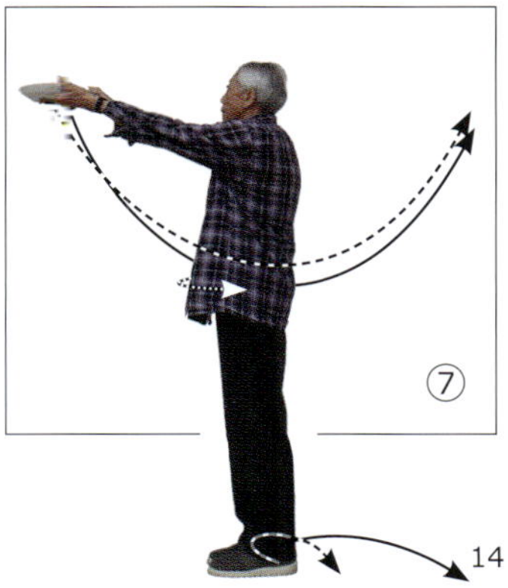


14

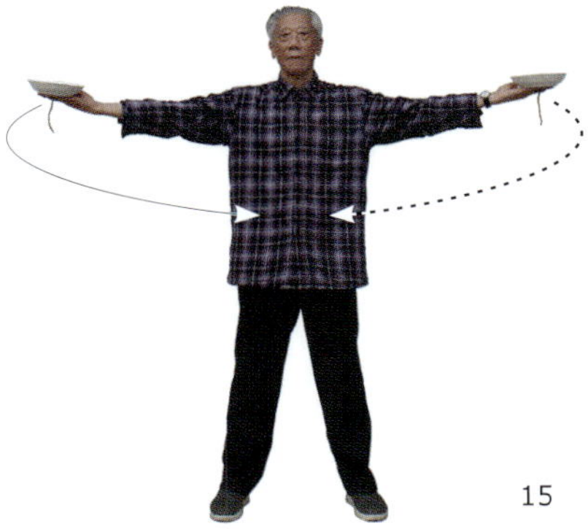

15

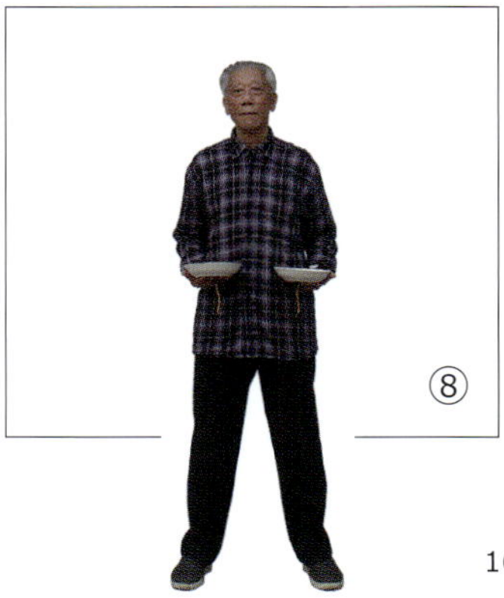


16

## 收功：三抱归气
## Abschlußübung: Dreimal Qi sammeln und zurück zum Ursprung bringen
## Final Exercise: Gathering Qi Three Times and Taking It Back to the Origin

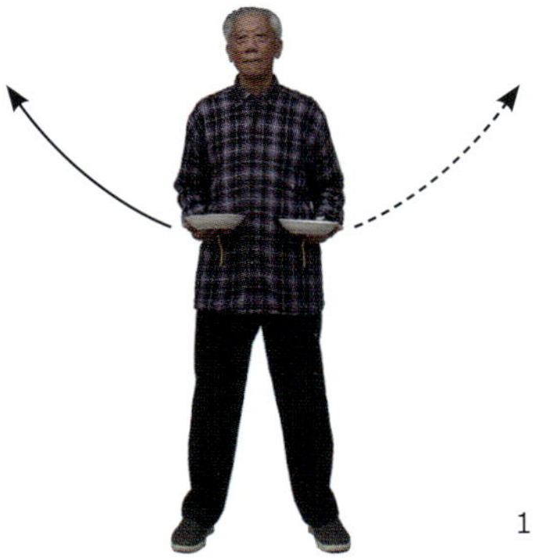

1

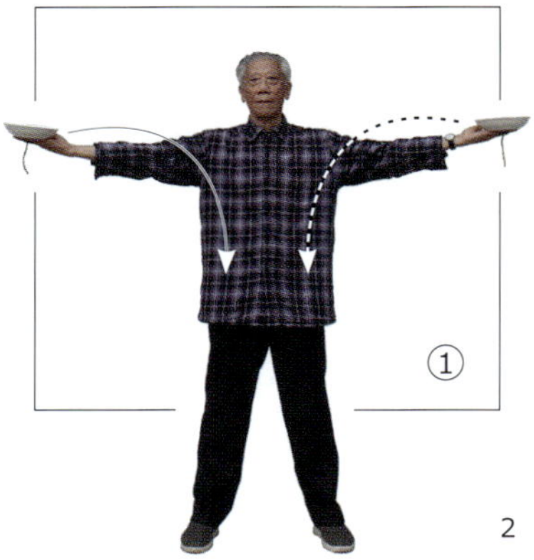


2

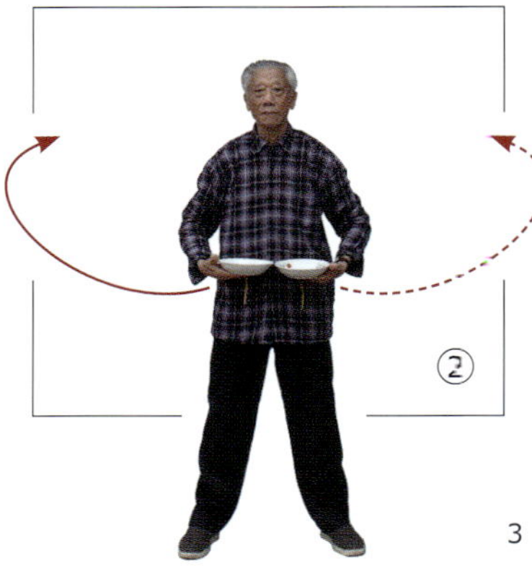


3

# 转盘健身功　第一套

（简称：盘子功一）

丁宏余教授于1998年创编了第一套盘子功。这套功法由八节组成。2012年 Alexander Callegari 先生将第一套盘子功编纂为健身教科书，用中、英、德、法四种语言出版，受到各界人士很大欢迎。

以下是第一套盘子功的八节动作。

# Gesundheitsübung mit der Tellerdrehung

PanZi Gong I

PanZi Gong I wurde 1998 von Professor Ding HongYu entwickelt. Diese Form besteht aus acht Übungen. Im Jahr 2012 gab Alexander Callegari ein Buch über die Gesundheitsübung mit der Tellerdrehung – kurz als PanZi Gong bezeichnet – heraus. PanZi heißt „Teller" und Gong kann als „Arbeit" übersetzt werden. Auf den nachfolgenden Seiten sind die acht Übungen der ersten PanZi Gong Form dargestellt.

# Health Pracitice with the Rotation of the Plate

PanZi Gong I

PanZi Gong was developed by Professor Ding HongYu in 1998. This form consists of eight exercises. In 2012, Alexander Callegari has edited a book on the Health Practice with the Rotation of the Plate, in short PanZi Gong, PanZi means "plate" and Gong can be translated as "work". On the following pages the eight exercises of the first PanZi Gong form are presented.

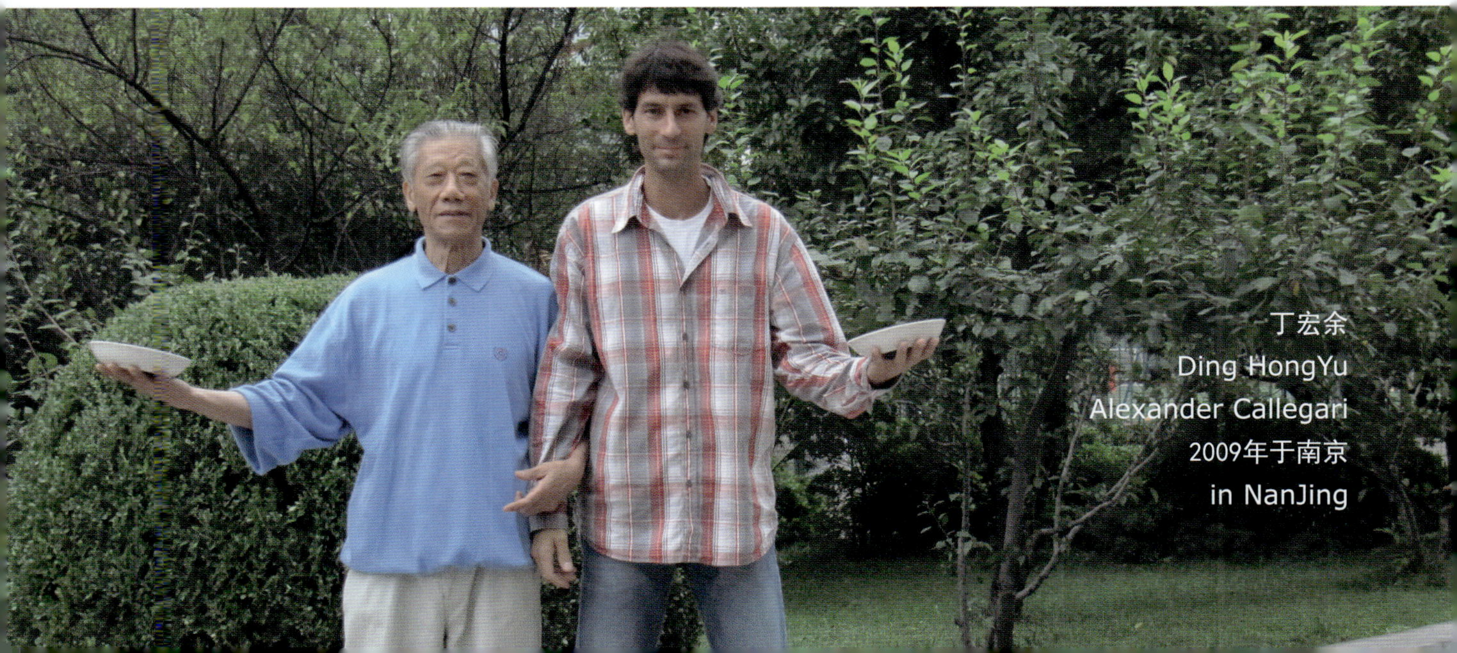

丁宏余
Ding HongYu
Alexander Callegari
2009年于南京
in NanJing

# 练习动作全图：盘子功一



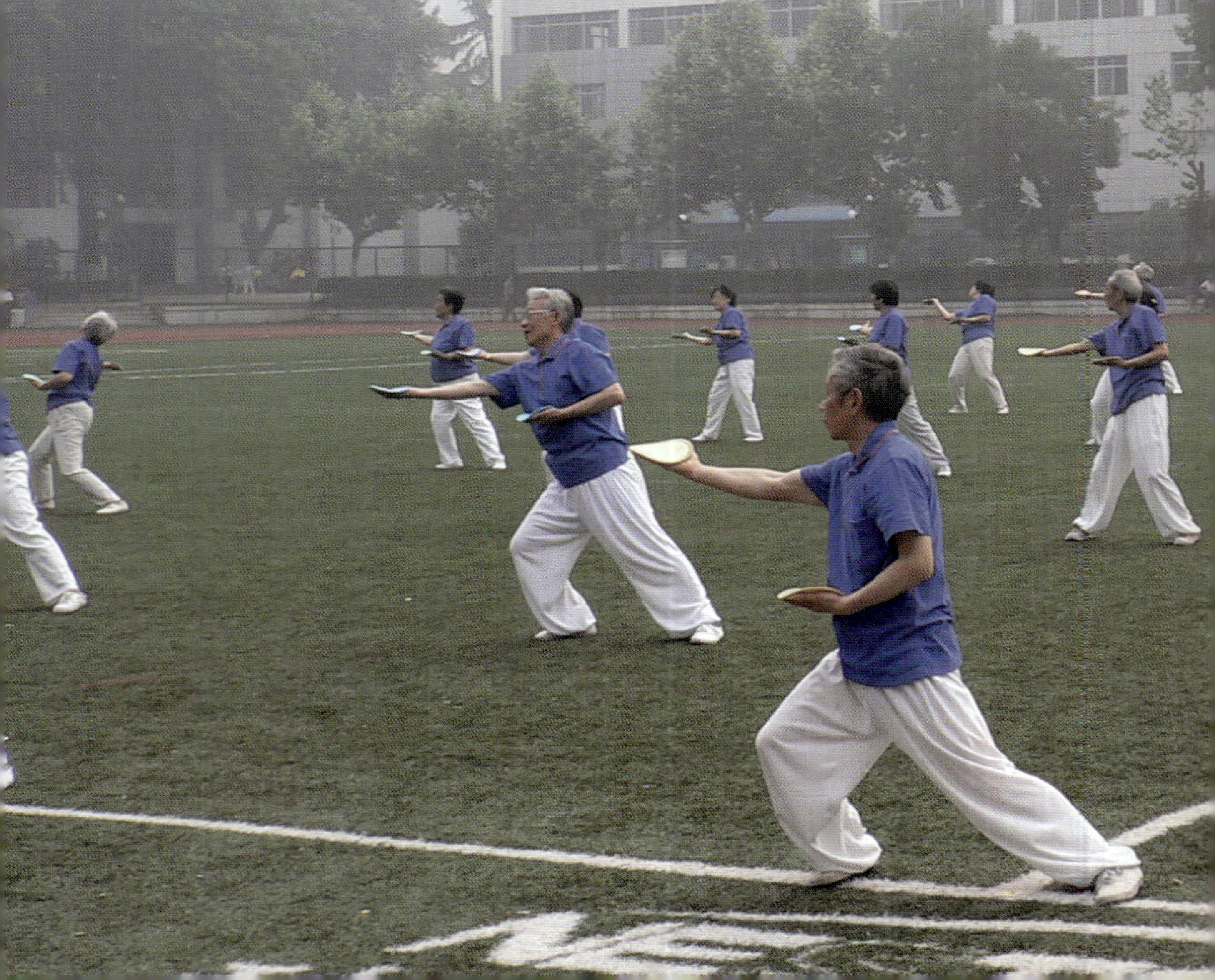

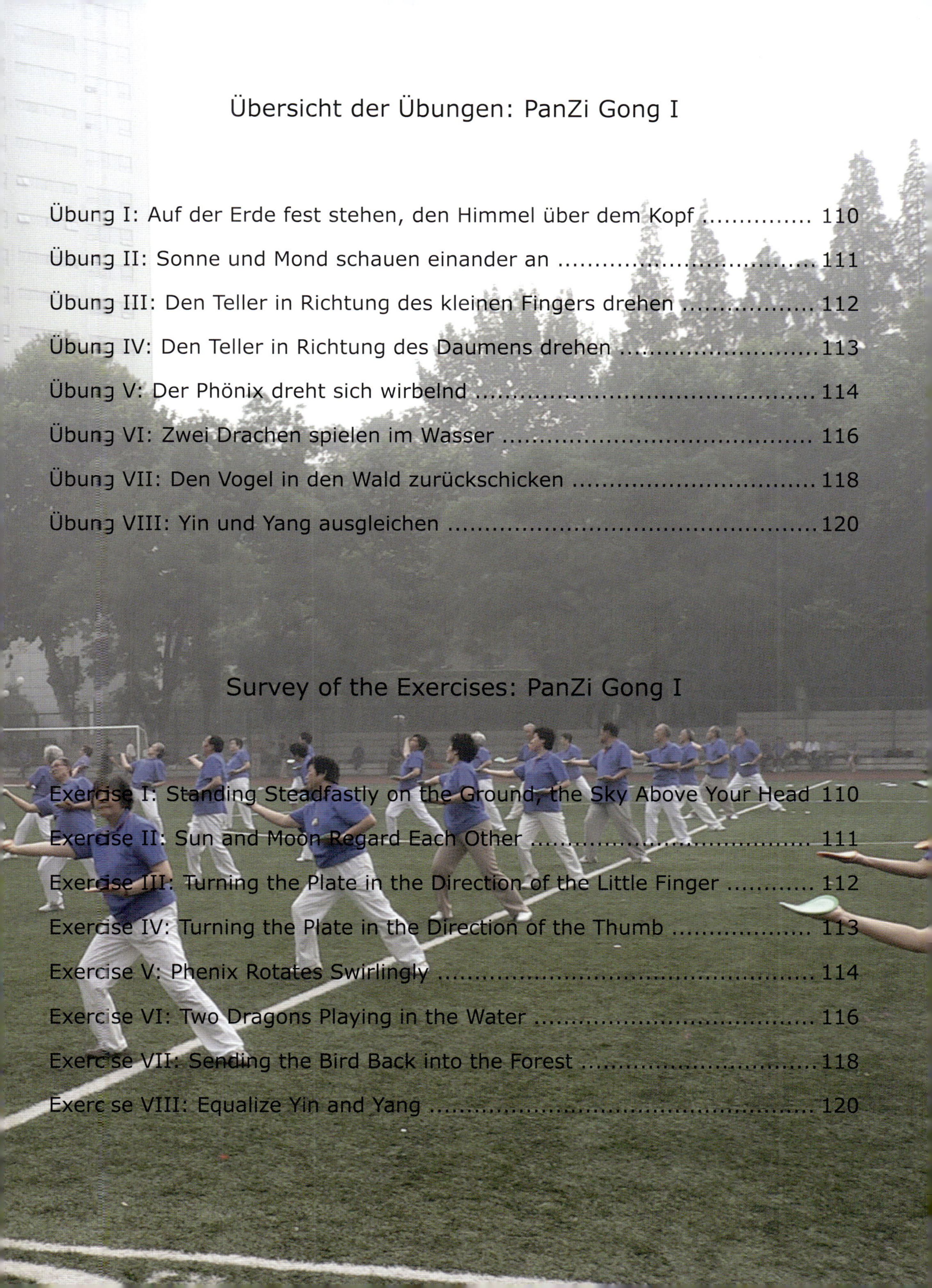

## Übersicht der Übungen: PanZi Gong I



## Survey of the Exercises: PanZi Gong I

## 第一式：顶天立地

## I. Auf der Erde fest stehen, den Himmel über dem Kopf

## I. Standing Steadfastly on the Ground, the Sky Above Your Head

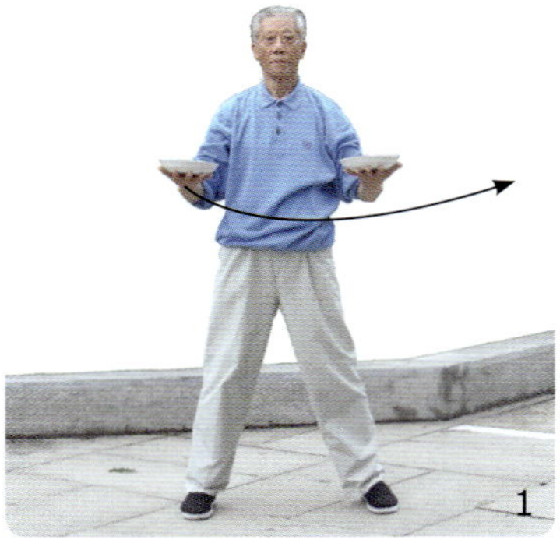


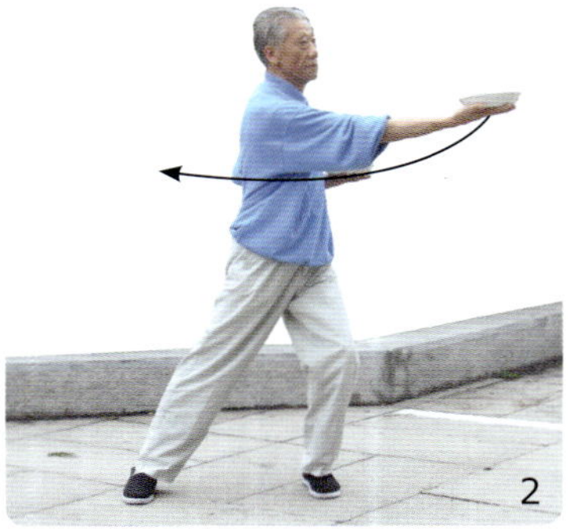


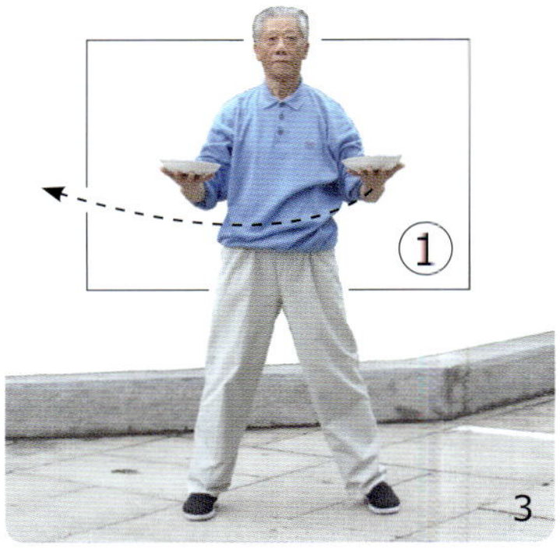


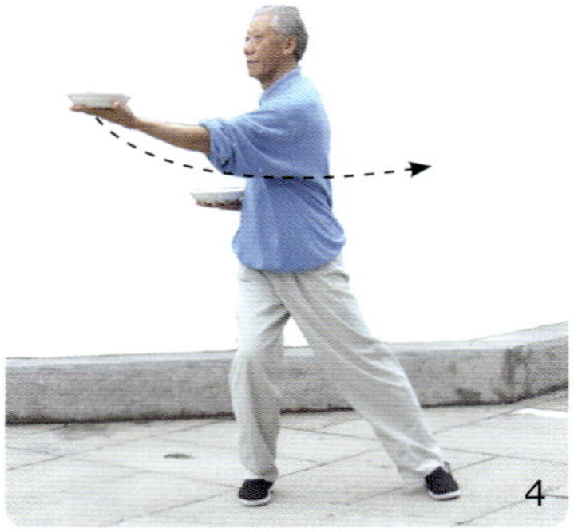


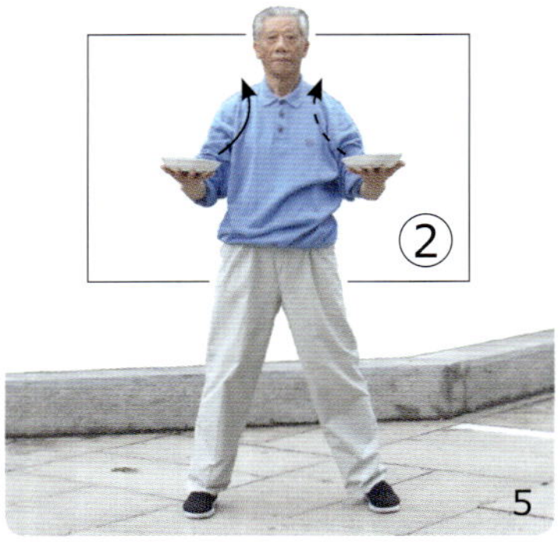


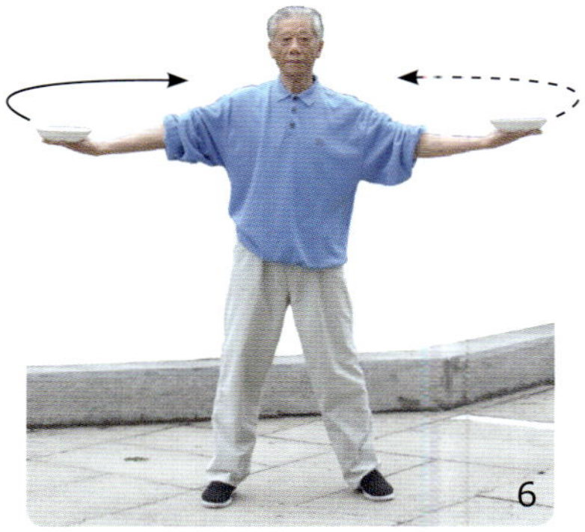


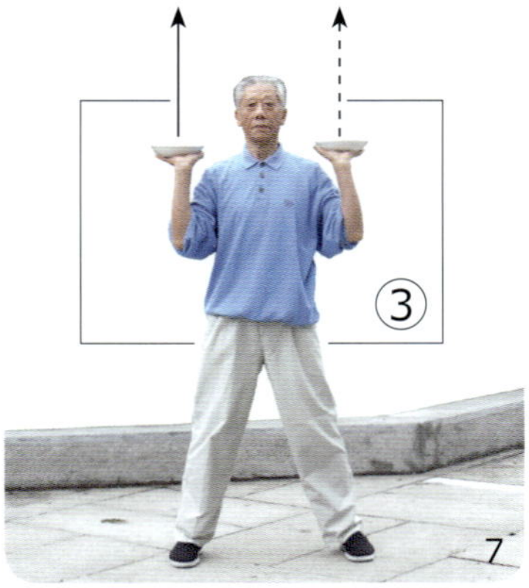


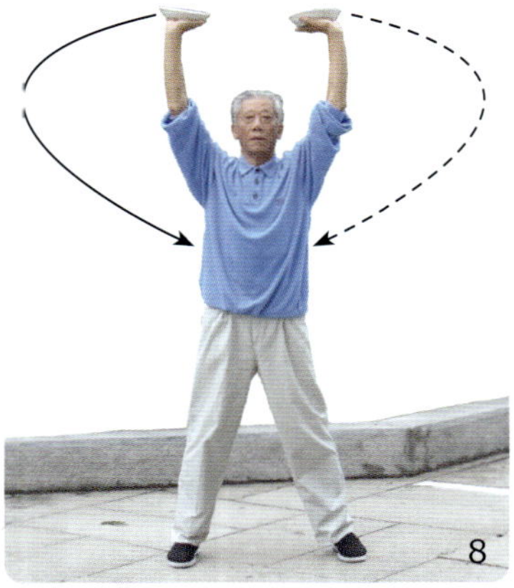


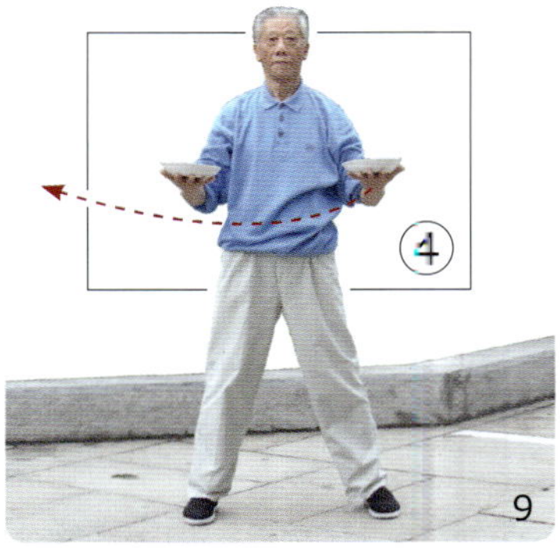

## 第二式：日月相照
## II. Sonne und Mond schauen einander an
## II. Sun and Moon Regard Each Other

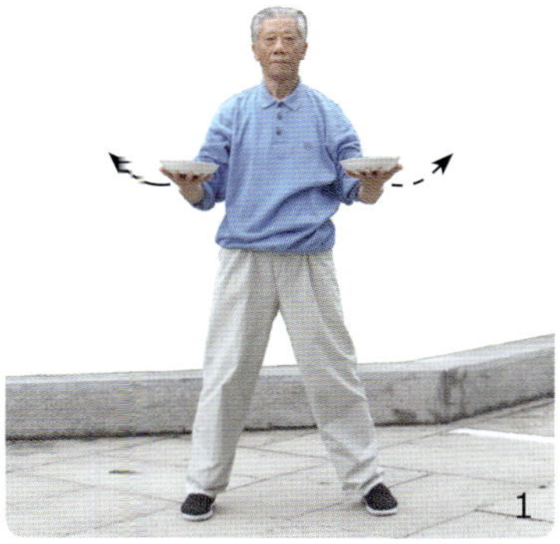


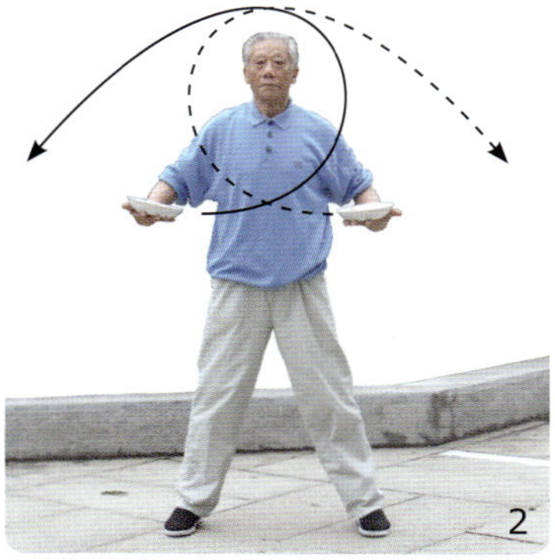


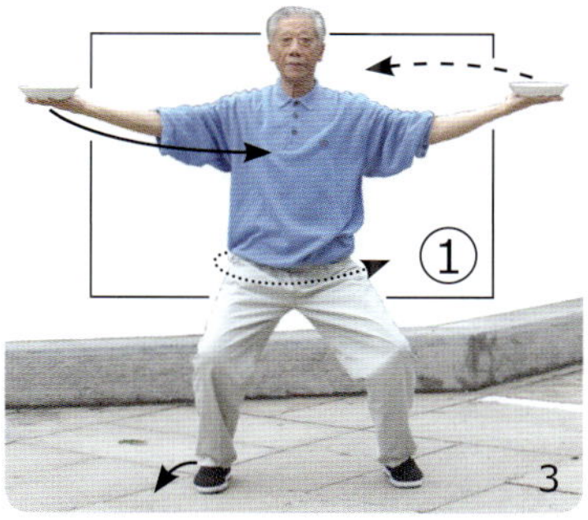


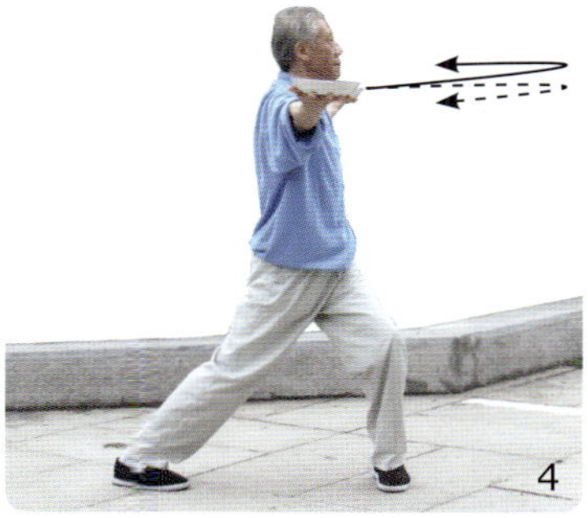


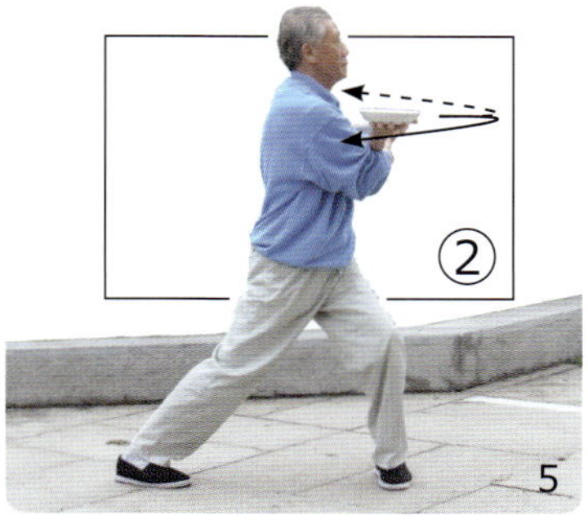


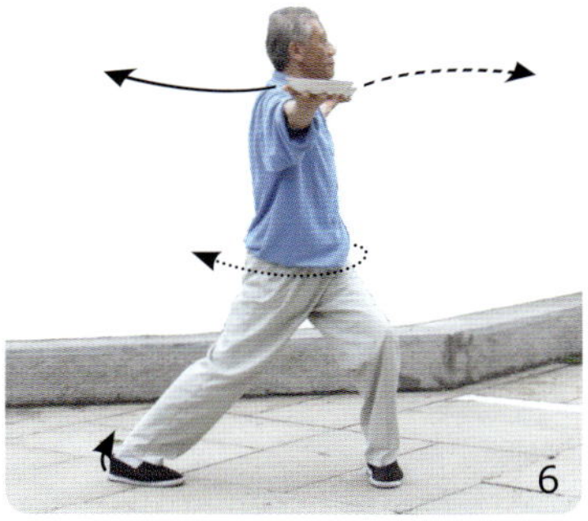


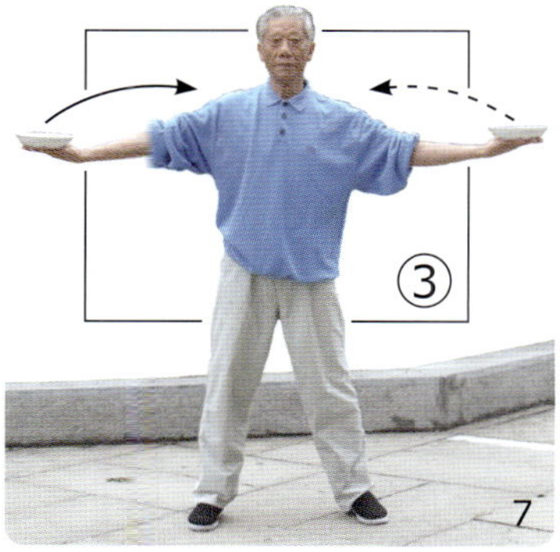


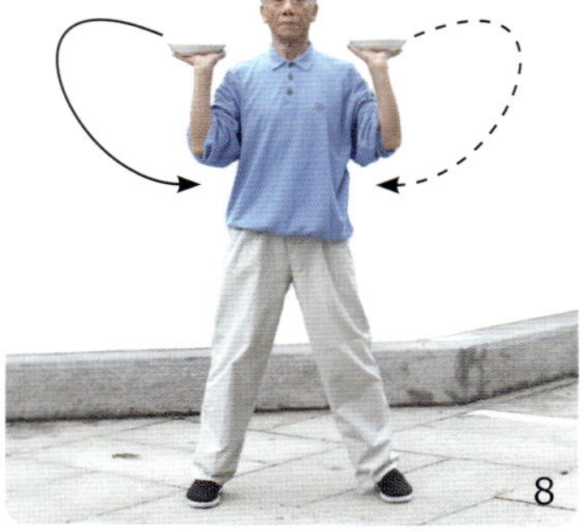


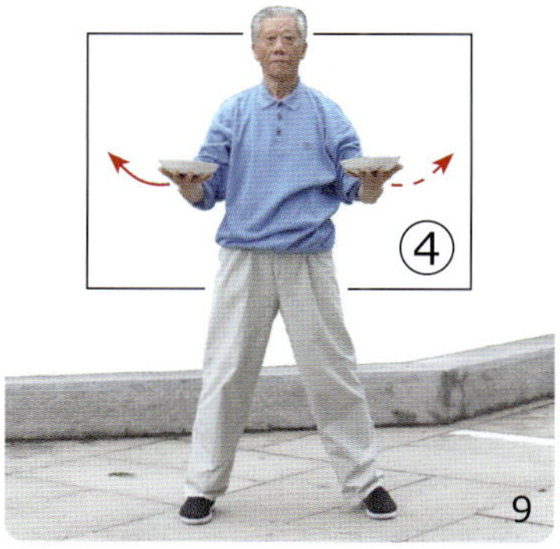

## 第三式：正手转盘（向小指方向转动）
## III. Den Teller in Richtung des kleinen Fingers drehen
## III. Turning the Plate in the Direction of the Little Finger

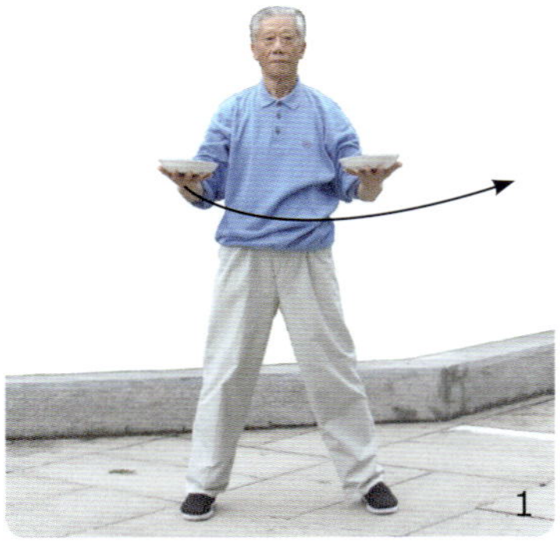


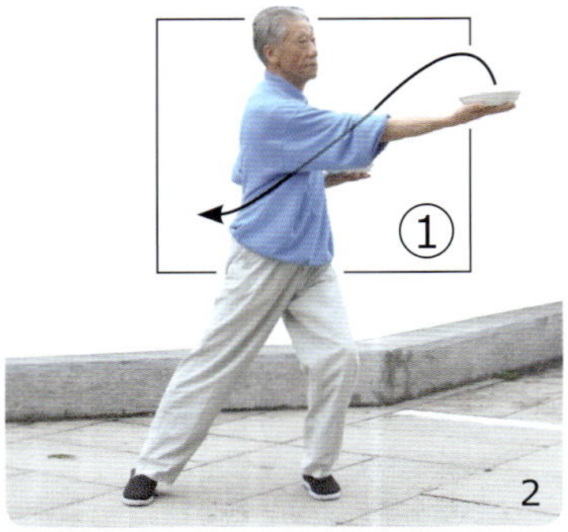


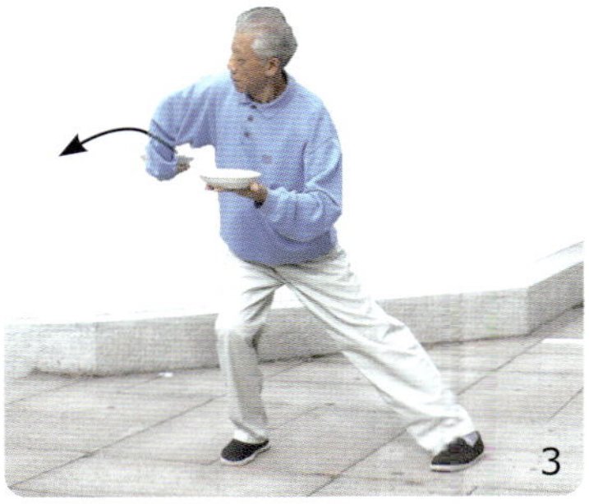


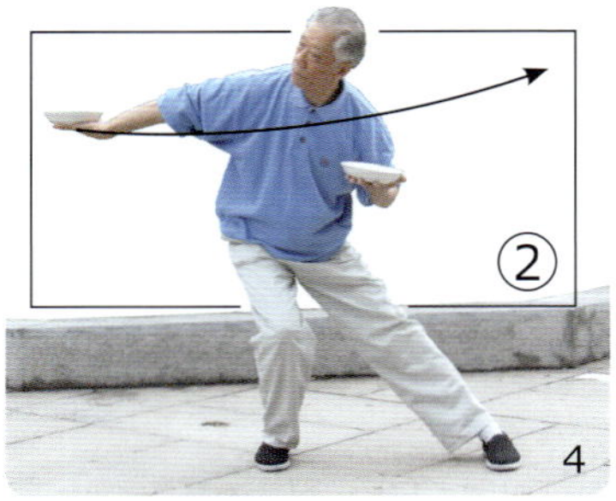


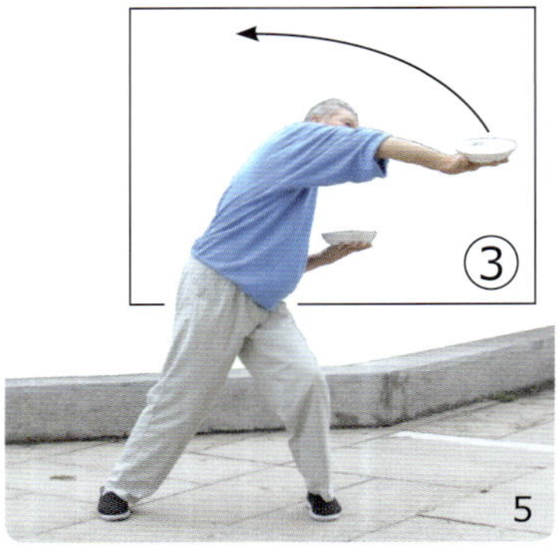


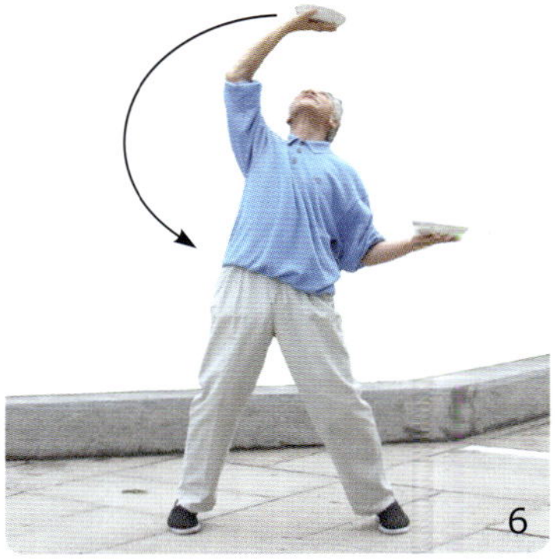


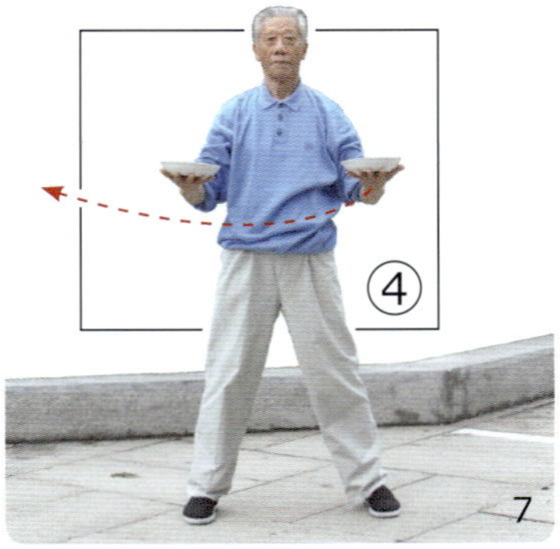

## 第四式：反手转盘（向大拇指方向转动）
## IV. Den Teller in Richtung des Daumens drehen
## IV. Turning the Plate in the Direction of the Thumb

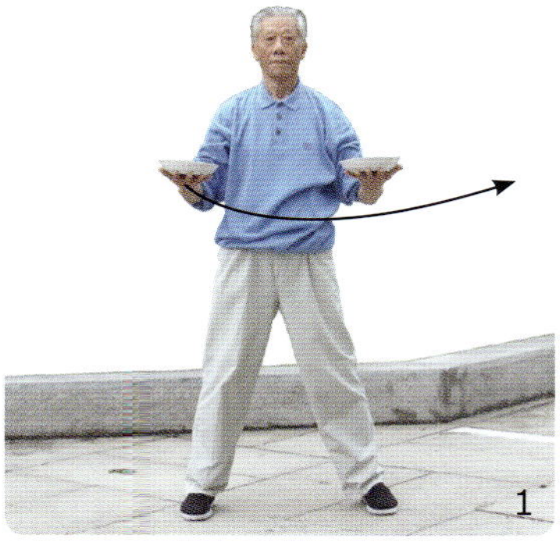


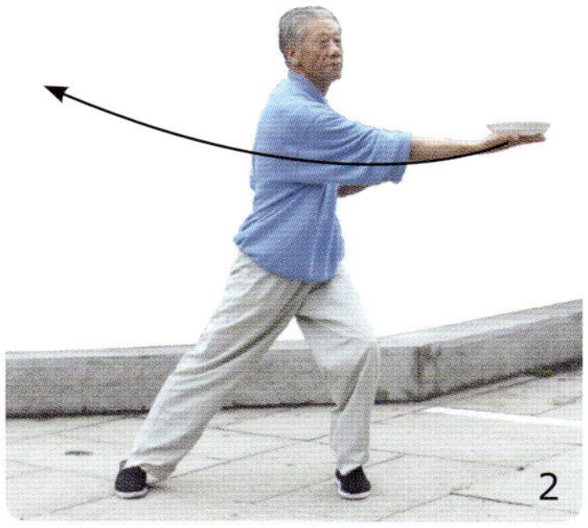


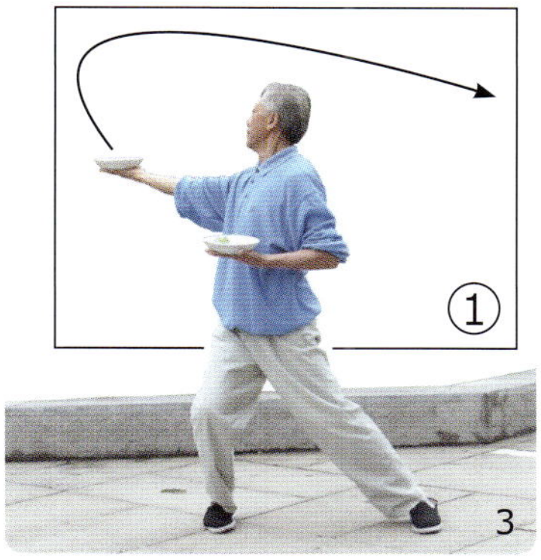


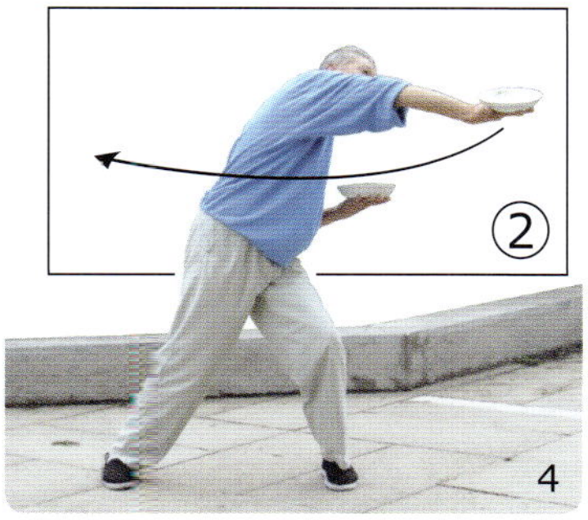


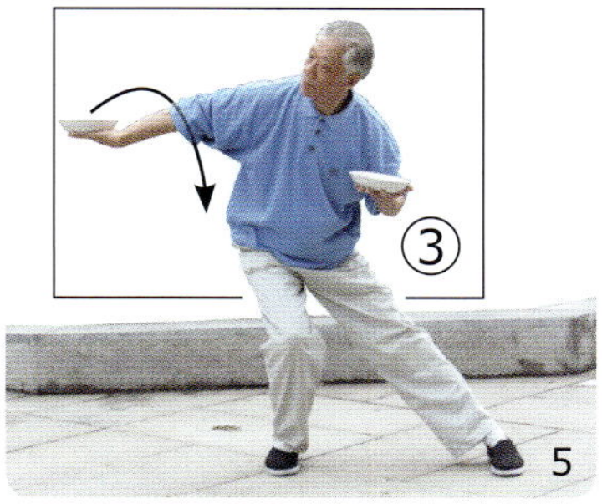


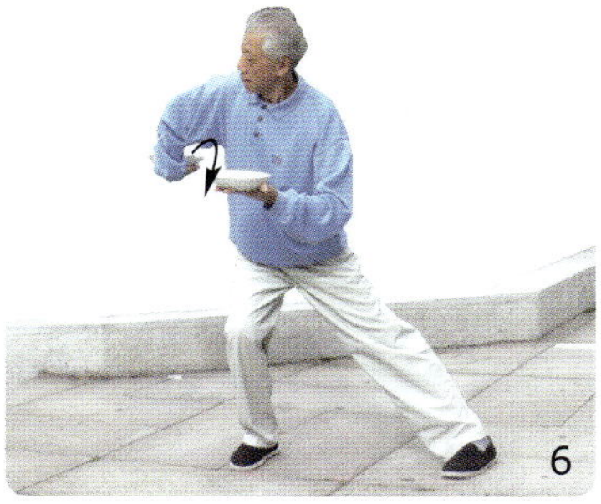


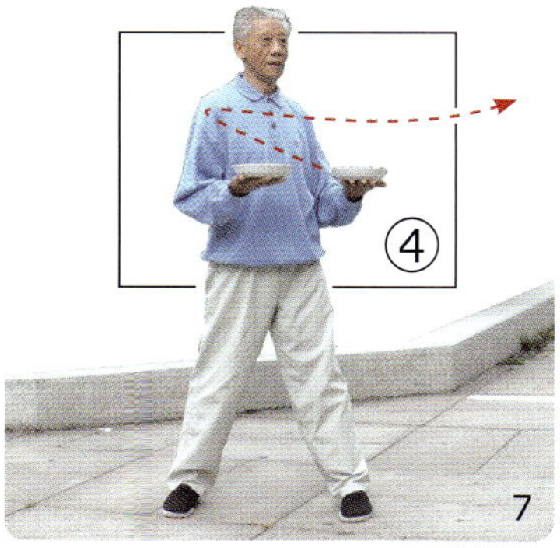

## 第五式：凤凰旋窝
## V. Der Phönix dreht sich wirbelnd
## V. Phenix Rotates Swirlingly

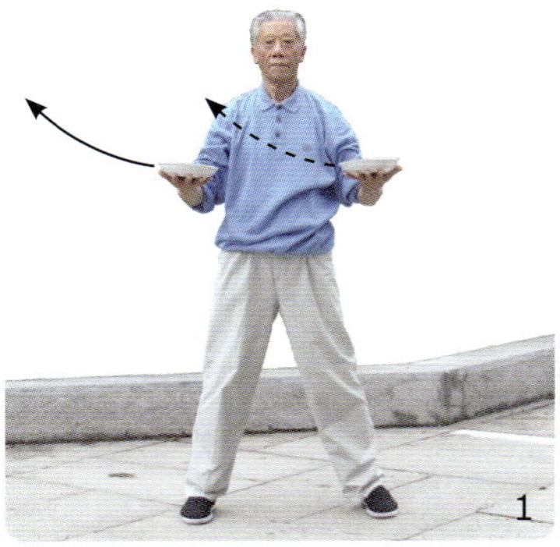


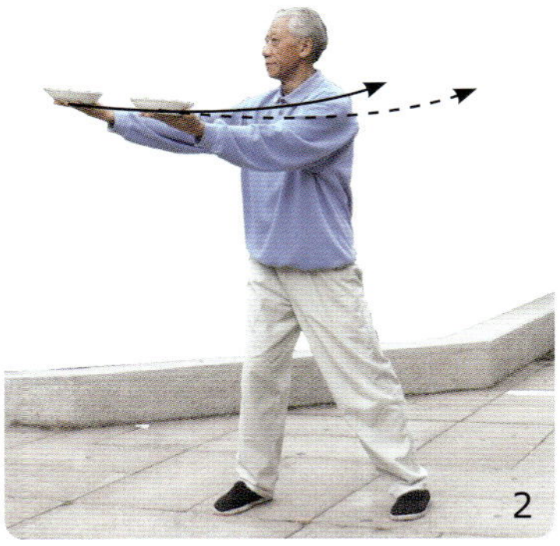


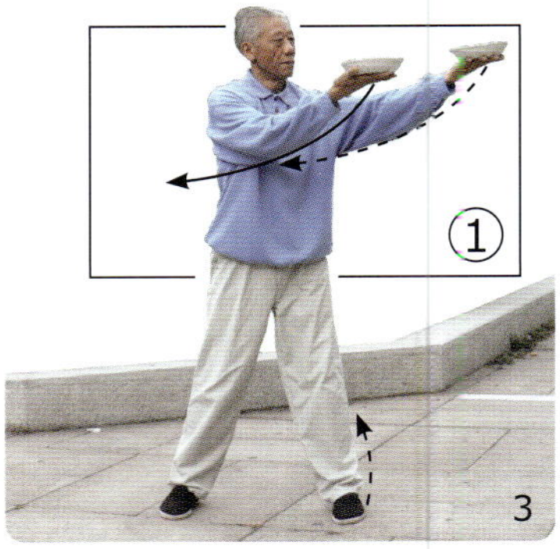


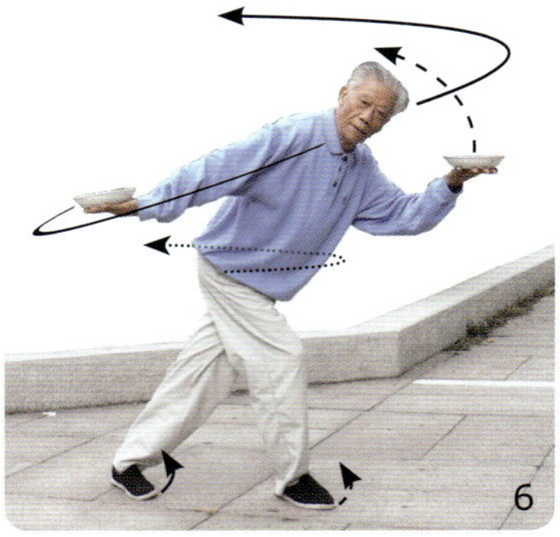


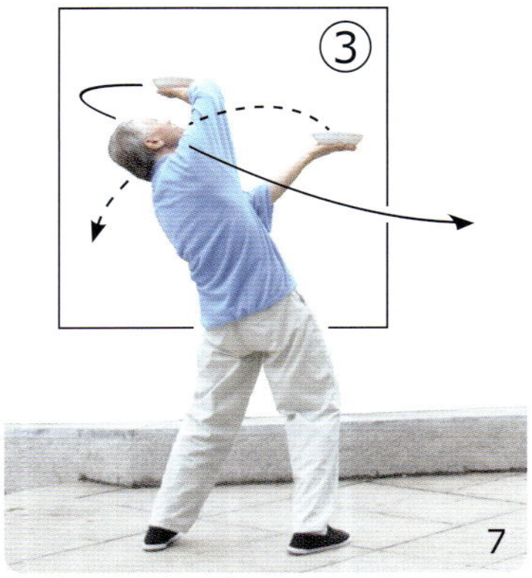


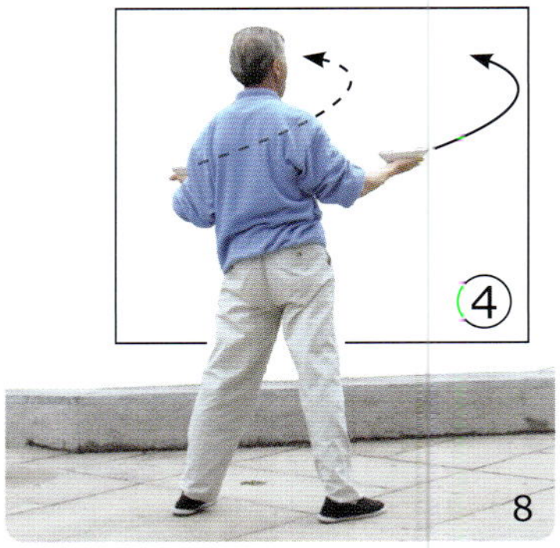


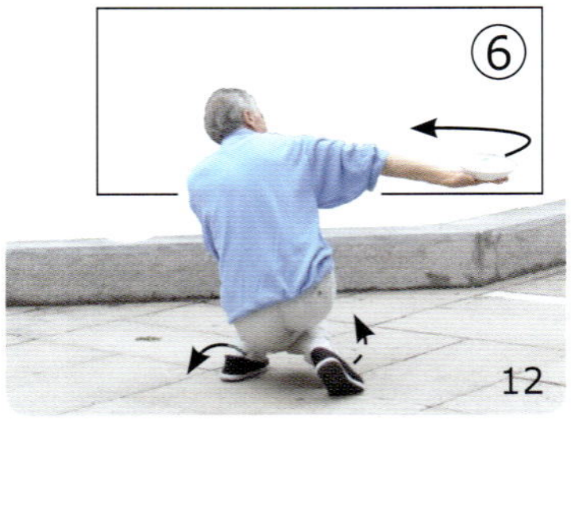


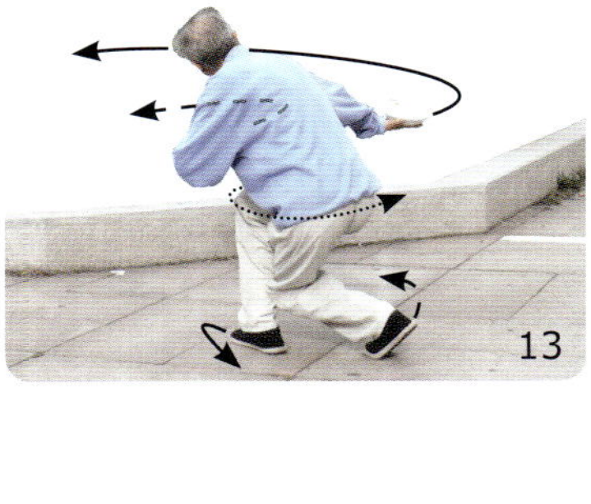


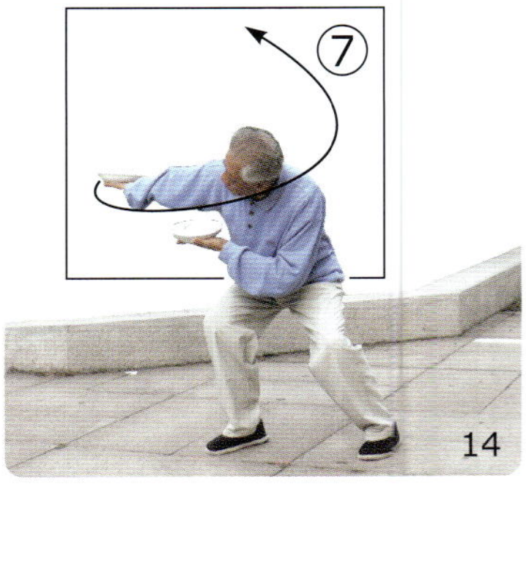

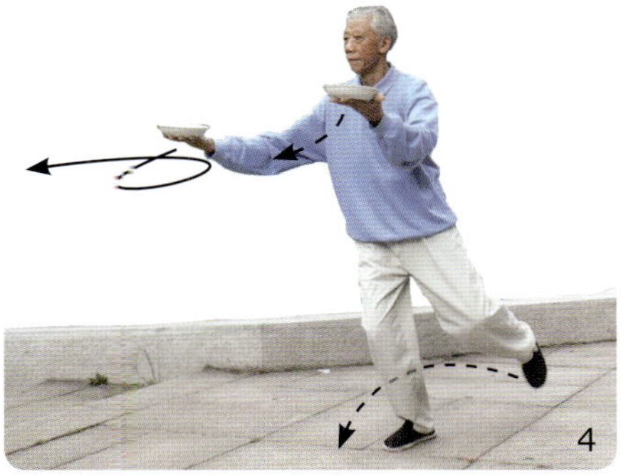
4

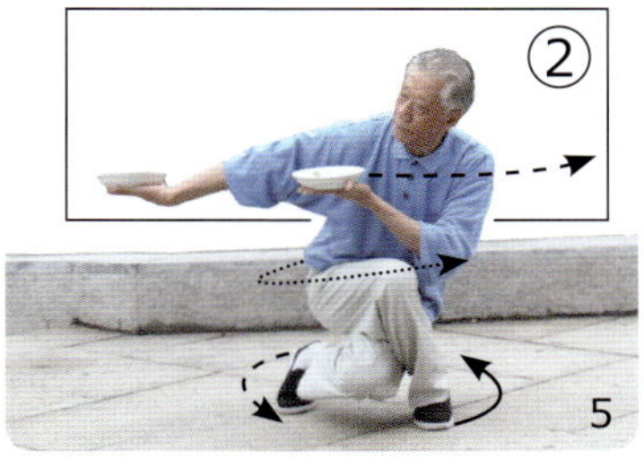
②
5

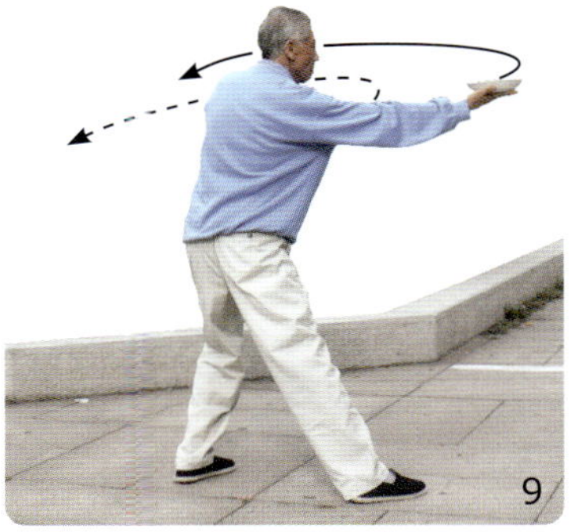
9

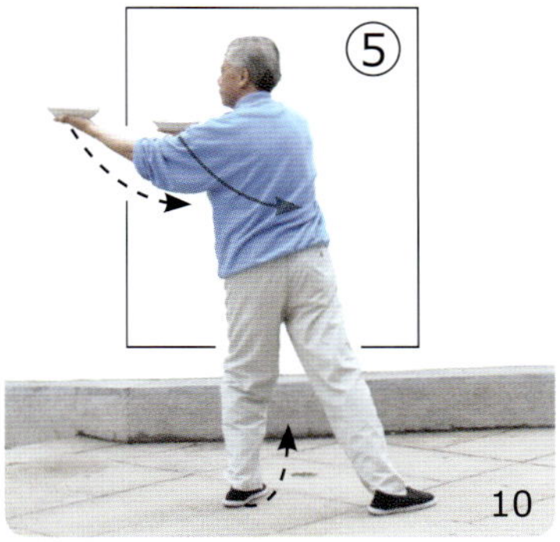
⑤
10

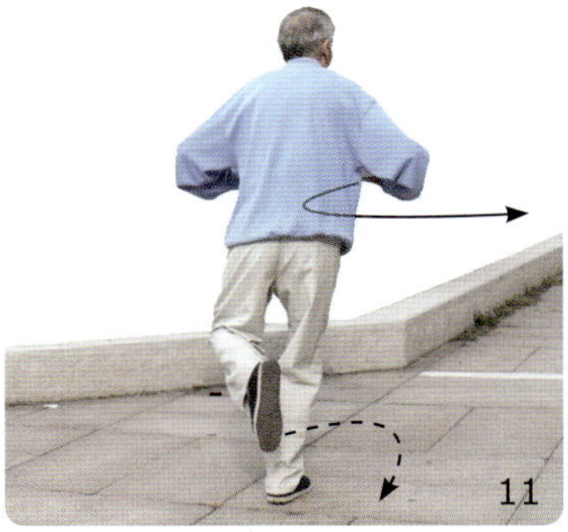
11

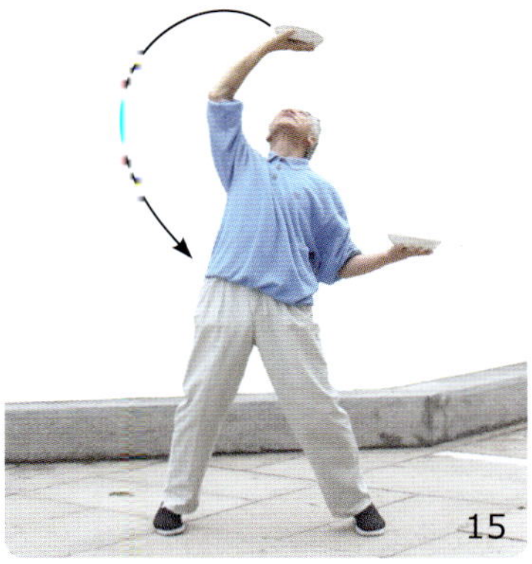
15

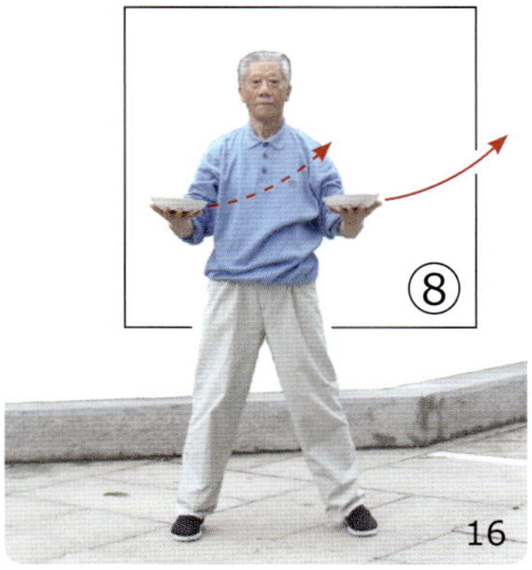
⑧
16

# 第六式：双龙戏水
# VI. Zwei Drachen spielen im Wasser
# VI. Two Dragons Playing in the Water

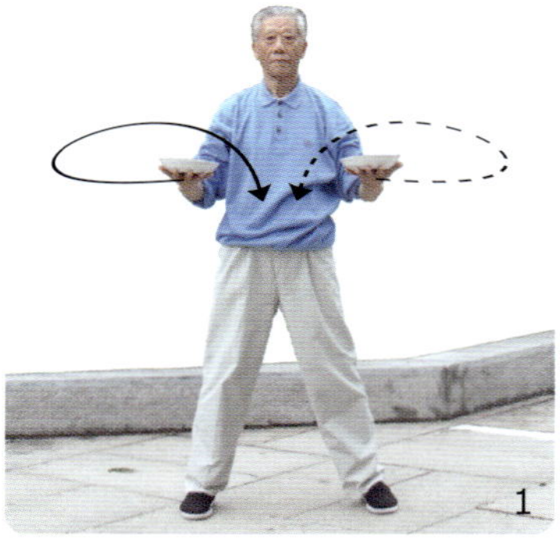
1

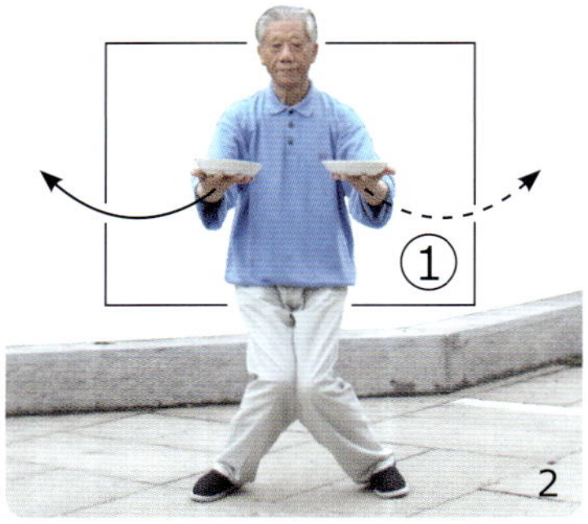

2

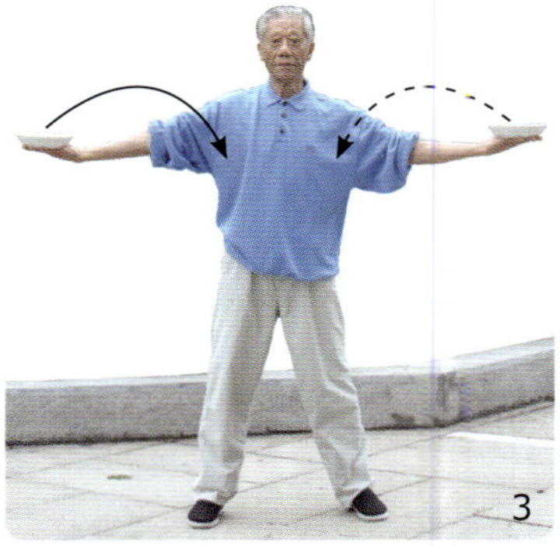
3

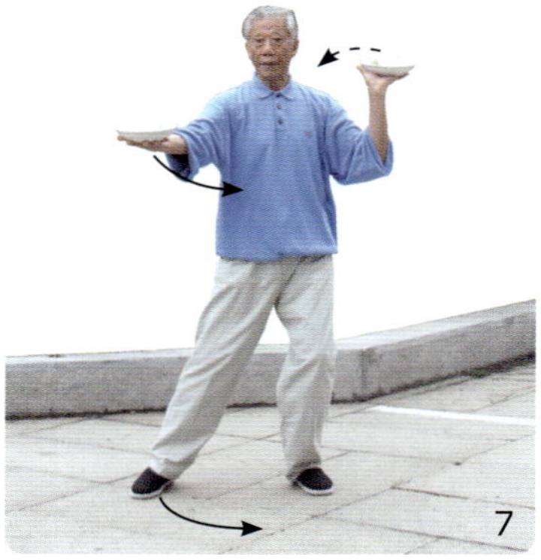
7

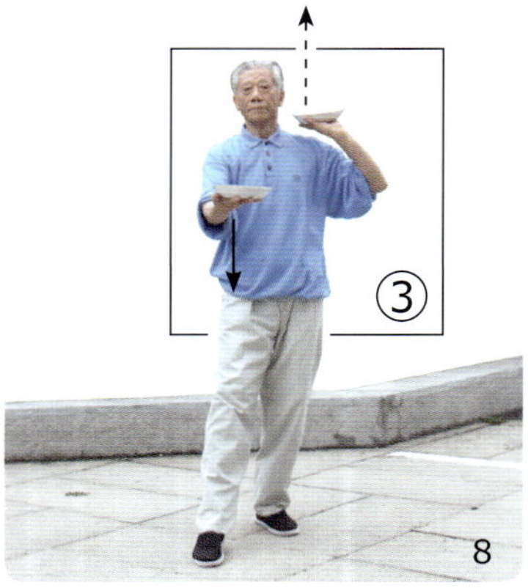

8

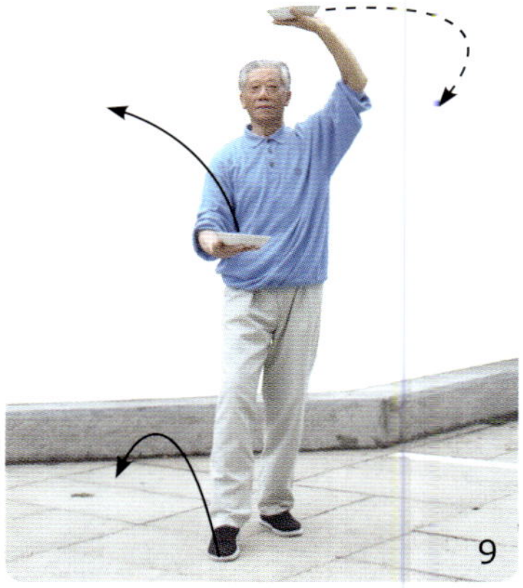
9

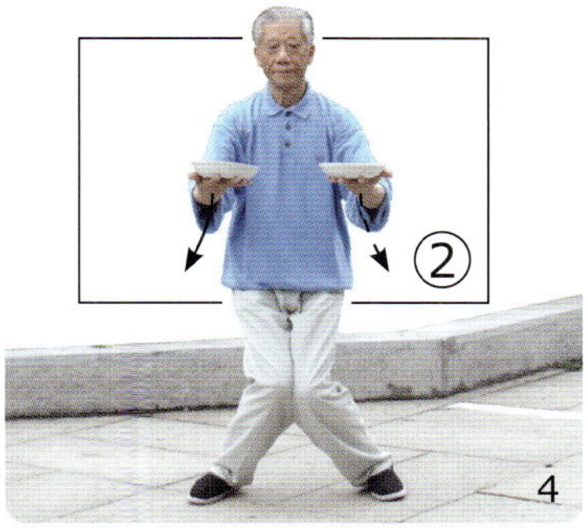
②
4

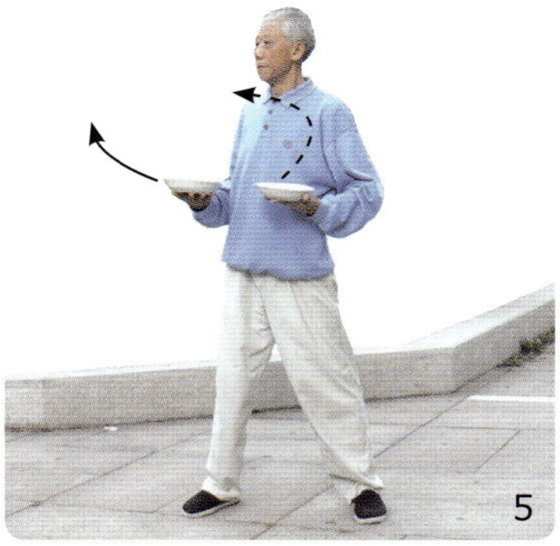
5

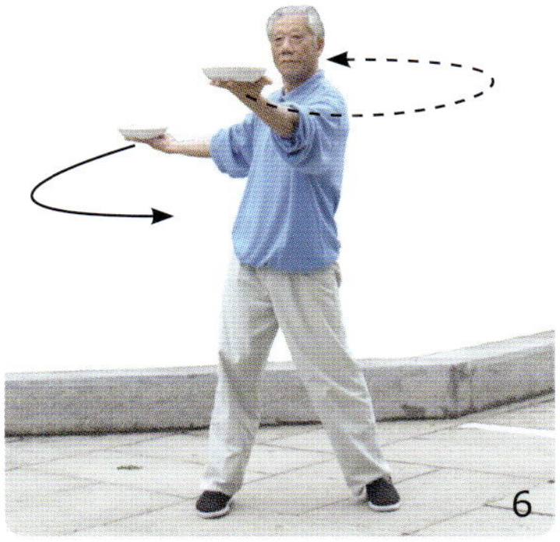
6

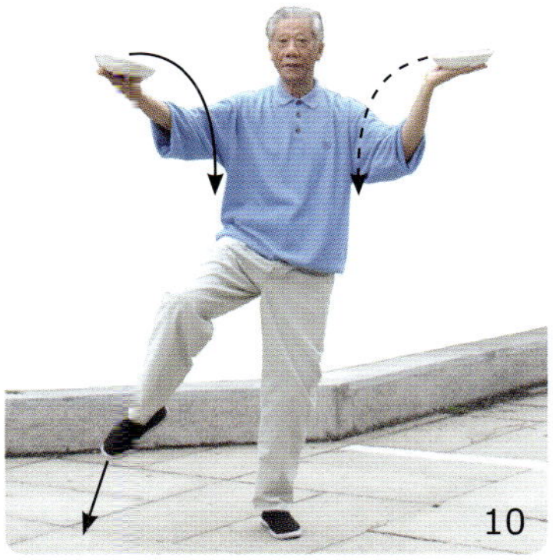
10

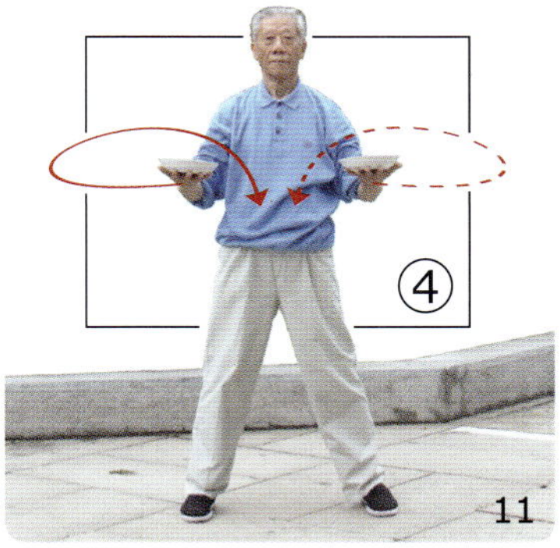
④
11

## 第七式：送鸟归林
## VII. Den Vogel in den Wald zurückschicken
## VII. Sending the Bird Back into the Forest

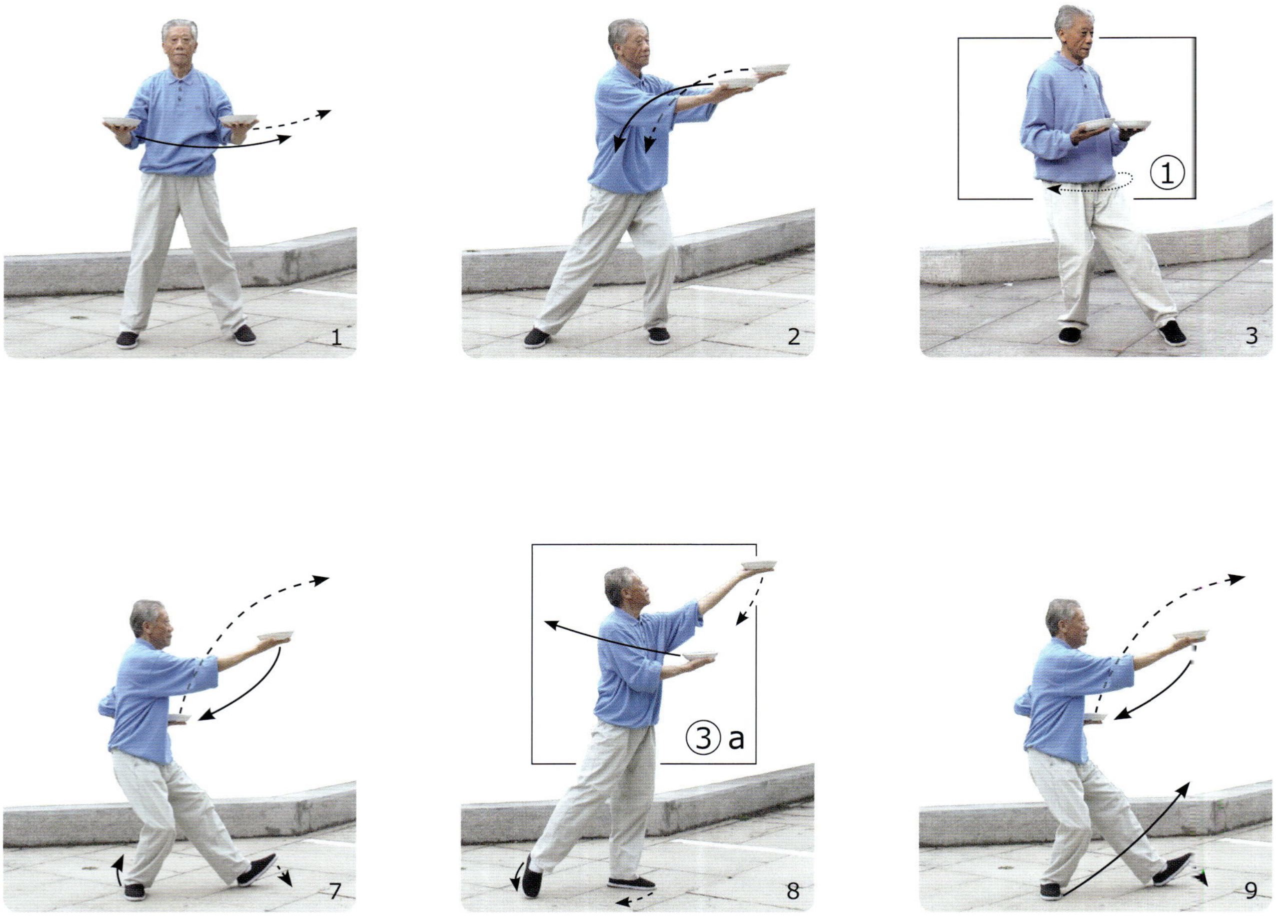

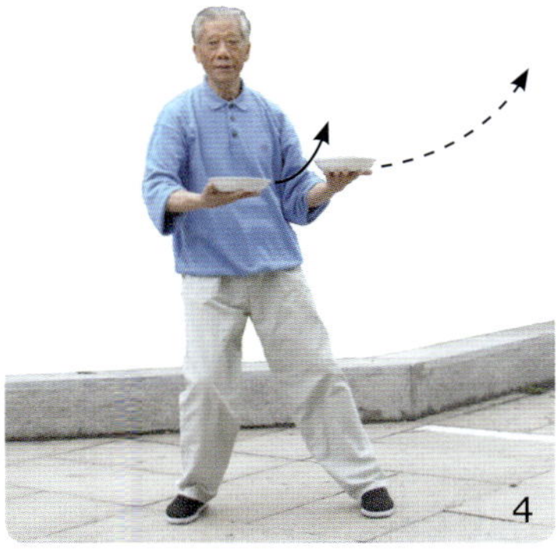
4

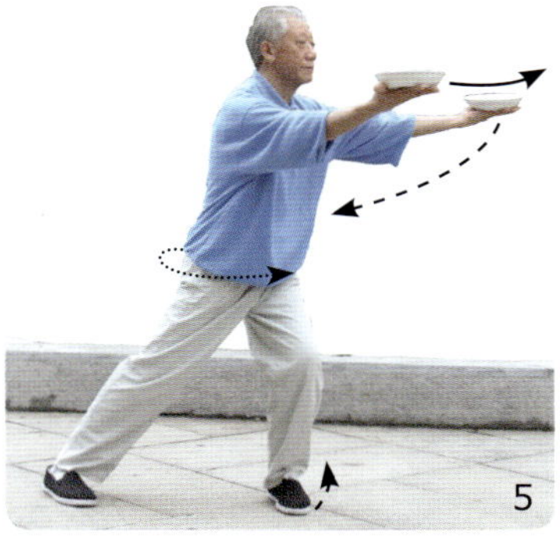
5

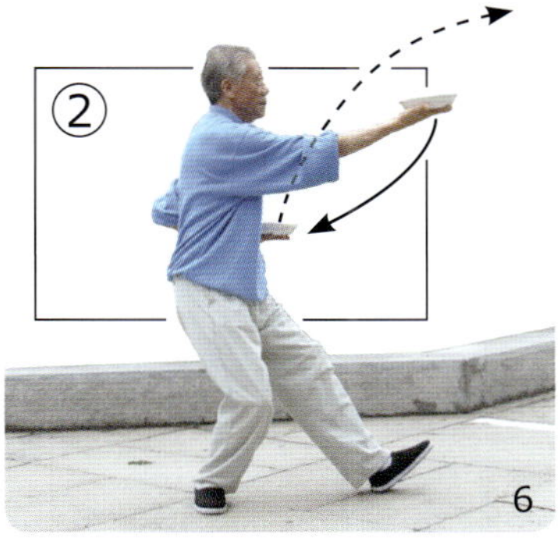
②
6

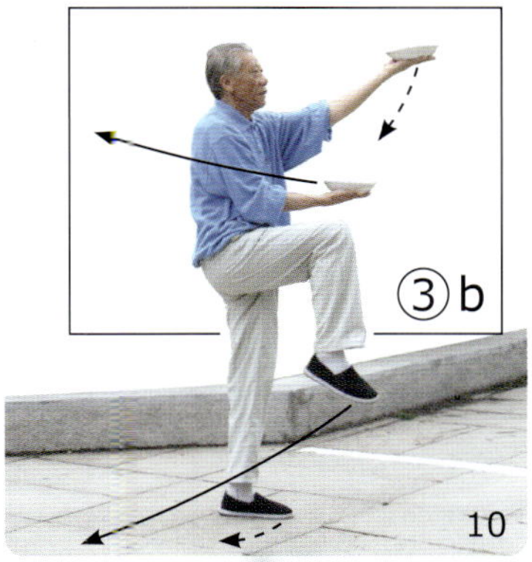
③ b
10

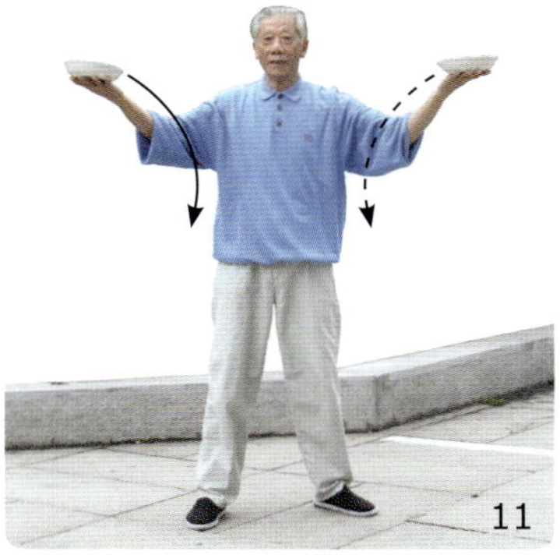
11

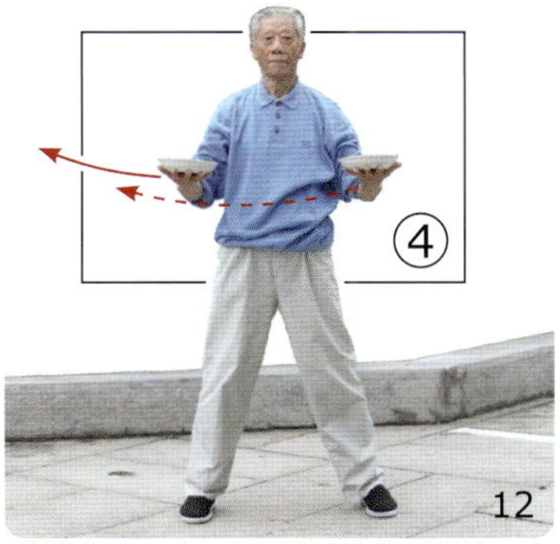
④
12

## 第八式：调平阴阳
## VIII. Yin und Yang ausgleichen
## VIII. Equalize Yin and Yang

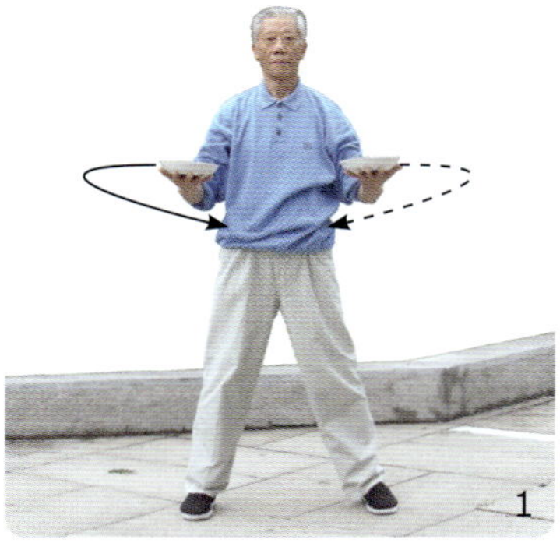


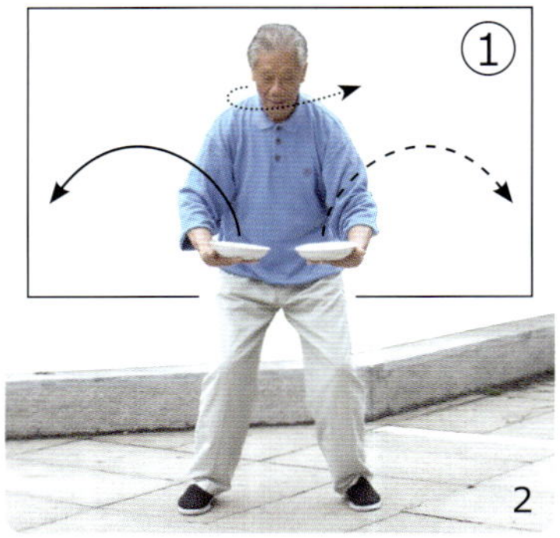


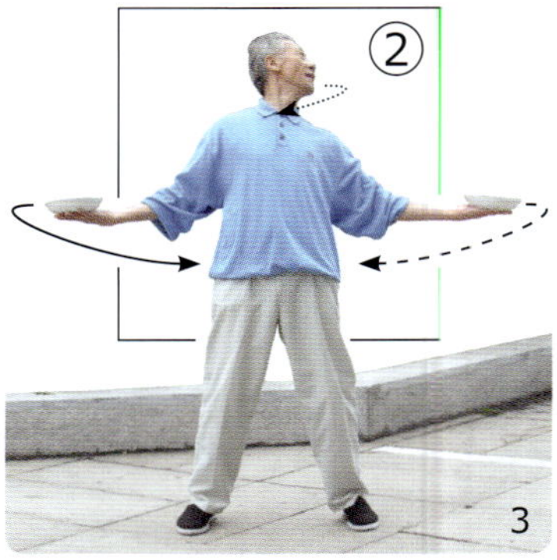


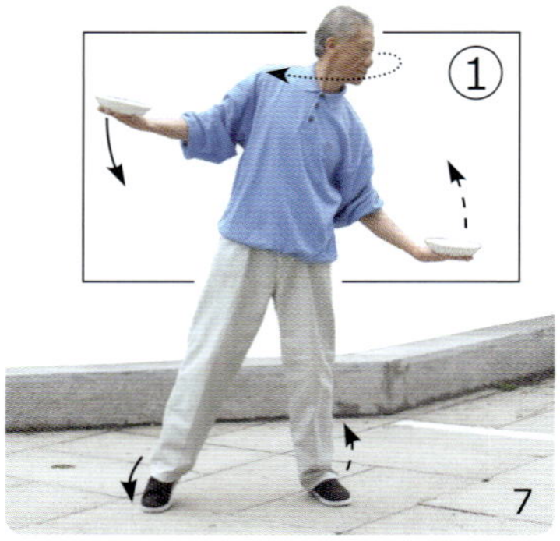


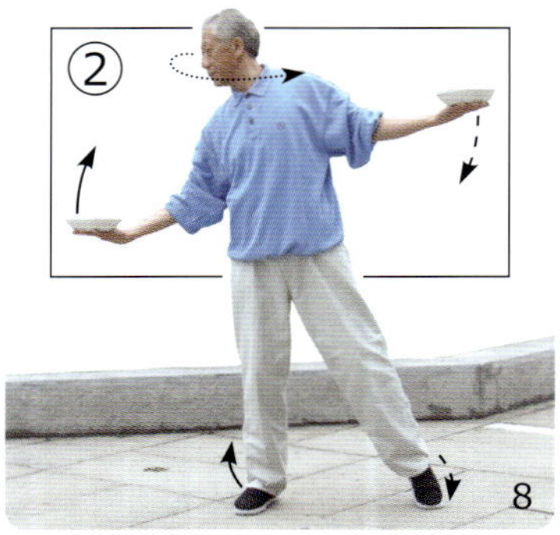


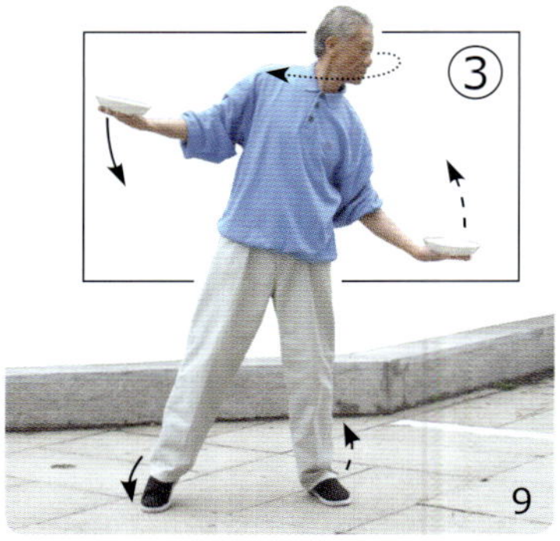

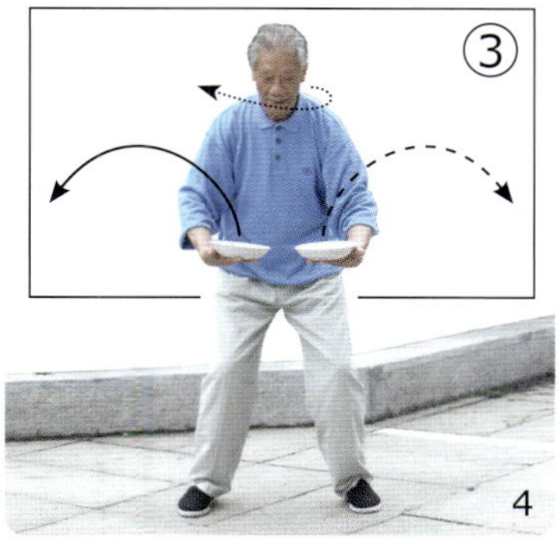

4

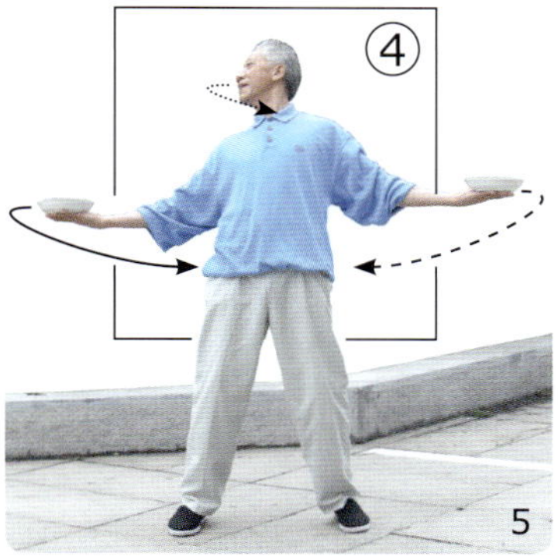

5

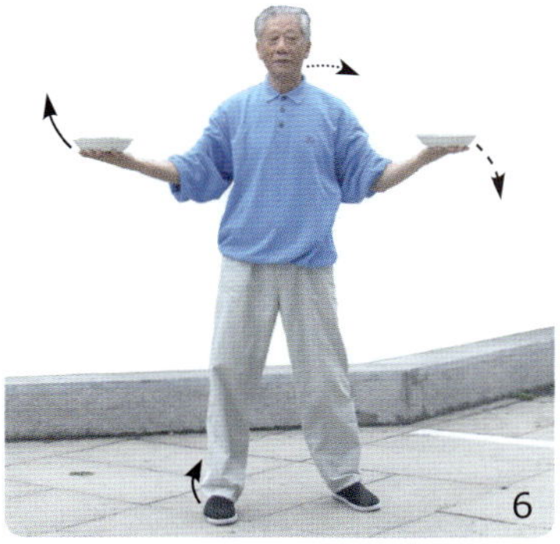
6

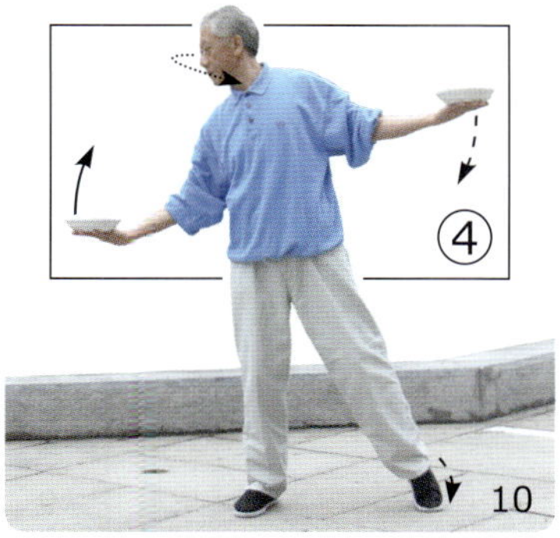

10

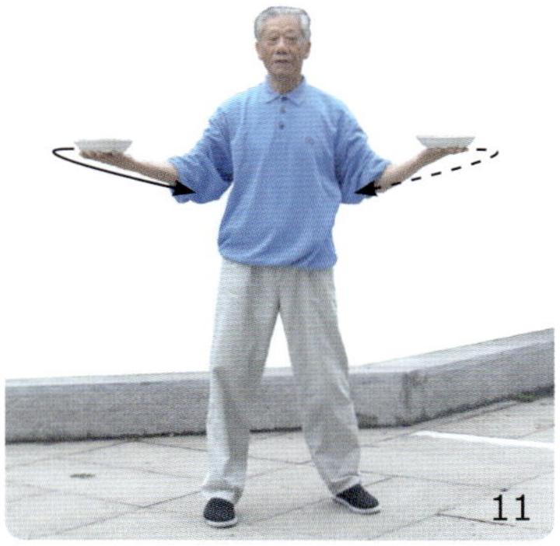
11

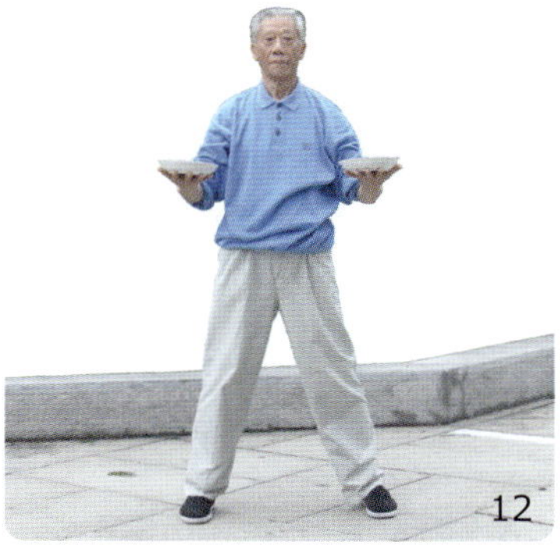
12

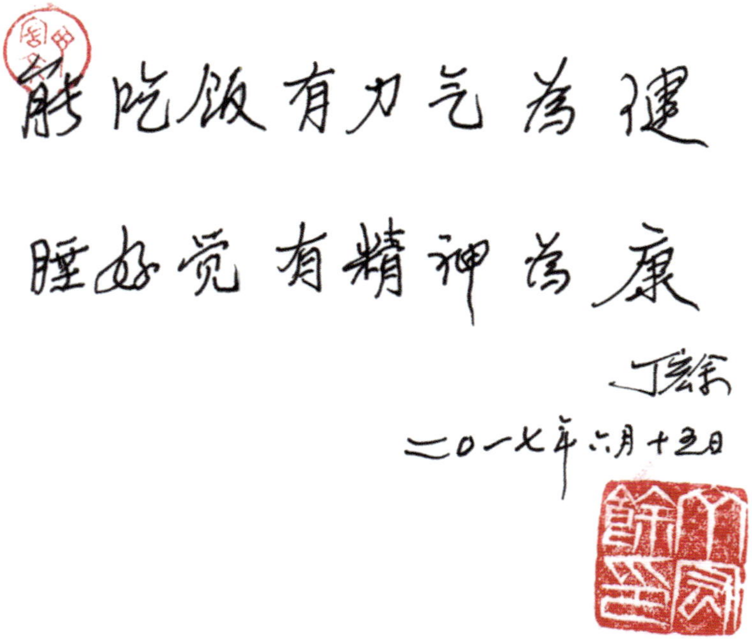


能吃饭有力气为健

Neng Chi Fan You Li Qi Wei Jian

Man kann essen, hat Kraft – man ist stark und kräftig

You can eat, you have got energy – you are strong and powerful

睡好觉有精神为康

Shui Hao Jiao You Jing Shen Wei Kang

Man kann gut schlafen, hat Energie und Essenz – man ist gesund

You can sleep well, you have got energy and essence – you are healthy

# 为健康加分

丁宏余

人要长生不老，是不可能的；但通过有效手段，来推迟老化进程，减慢老化速度，延长生活自理能力等，是完全可以争取的。

健康延寿的问题，是一个复杂的大课题，不是三言两语能说清楚的，这里讲几点原则意见，供参考用。

一、养候五脏之气：

1、心平以养肝气　　心急伤肝。
2、少思以养心气　　思虑伤心。
3、寡欲以养肾气　　贪欲伤肾。
4、省言以养肺气　　多语伤肺。
5、饮节以养脾气　　过饱伤脾。

二、拍打‘四窝’去五脏之邪：

1、心、肺有邪，其气留于两肘，拍打‘肘窝’

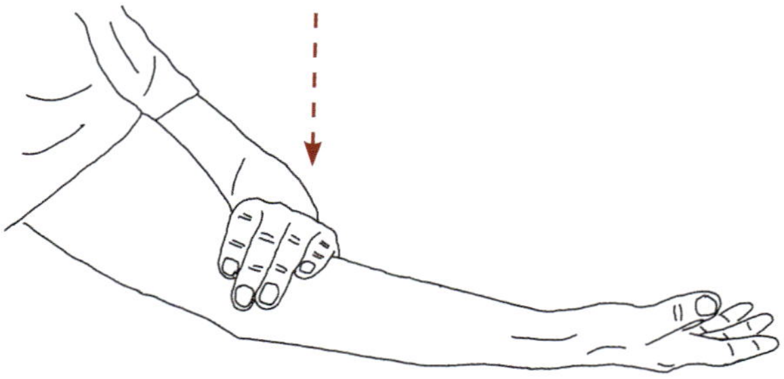

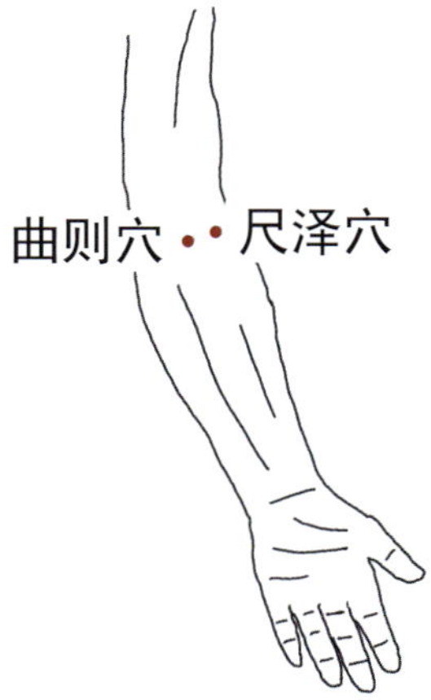


2、肝有邪，其气留于两腋，拍打‘腋窝’

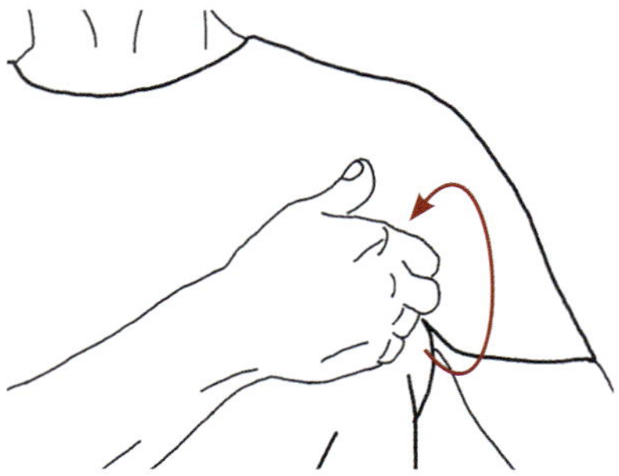

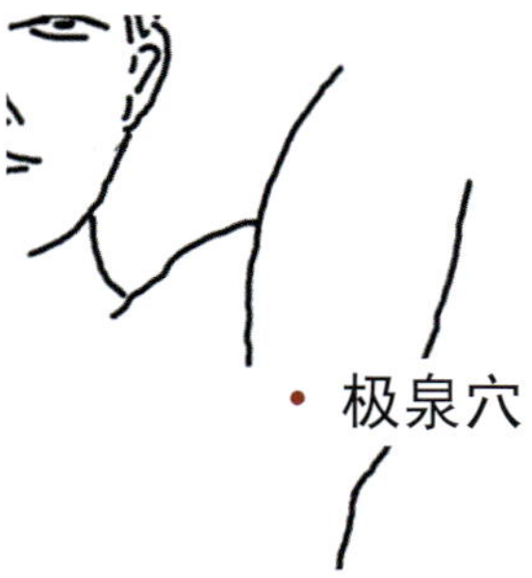

3、脾有邪，其气留于两股，拍打‘股窝’（腹股内侧）

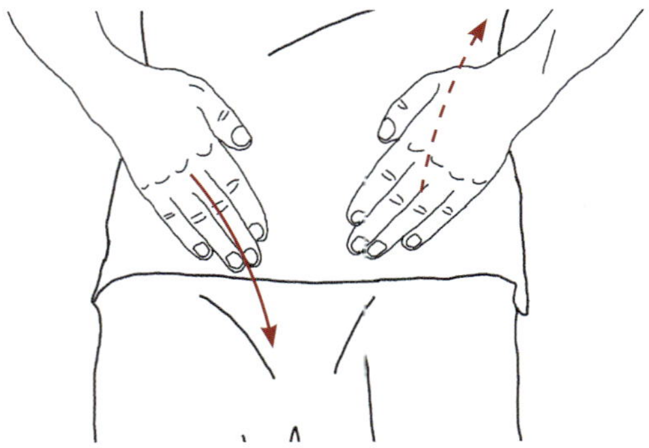

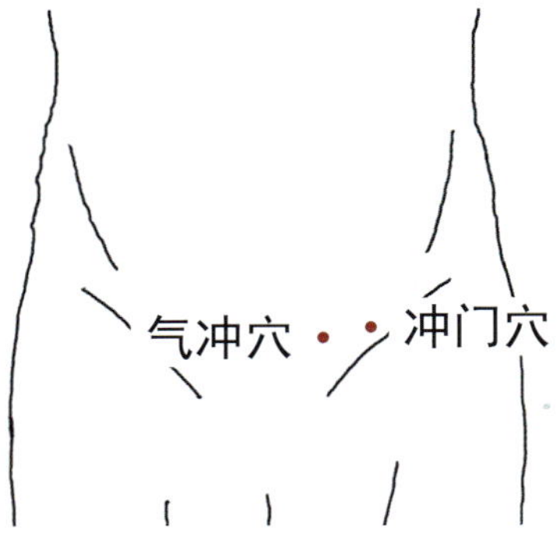


4、肾有邪，其气留于两腘，拍打‘膝窝’

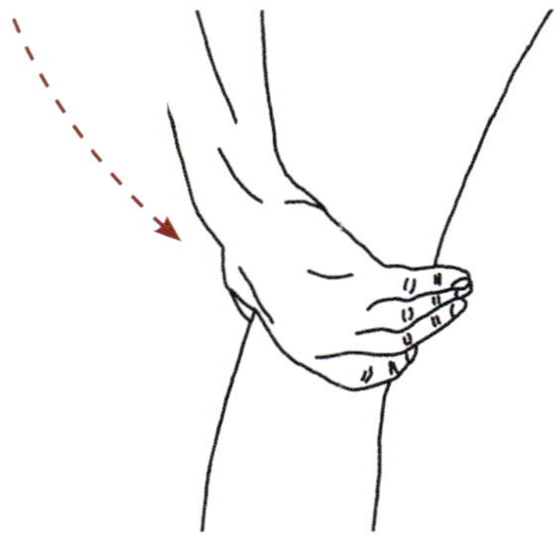

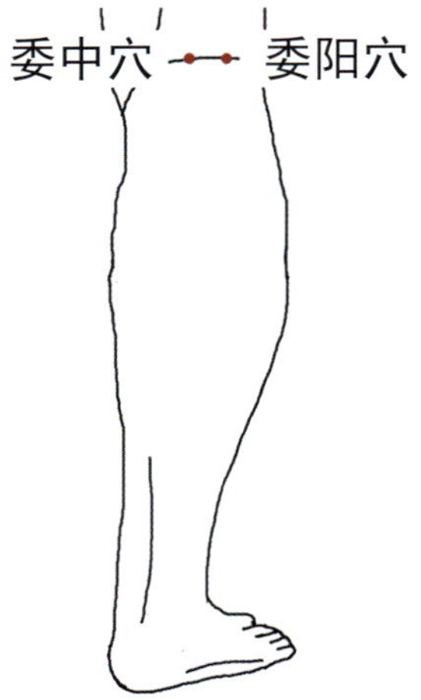


三、喝健康水（白开水既有营养又能治病）

水质：无污染、无重金属，最好是小分子水。
水温：凉开水、温开水、热开水，根据各人体质来选择。
水量：一般在5到8杯之间（不包括饮食在内）。

1、早上喝补缺水：给一夜失去的水分补回来（稀释血液）。
（1）大口大口的喝，快进快出，达到冲洗胃肠的效果（好像下雷暴雨）。
（2）不一次喝下，而是小口小口的慢喝，给脏腑和细胞供水（好像下小雨）。

2、中午喝平衡水：人体需要水分，尤其是肾脏为‘水脏’，它既不能缺水，又不能过多，过多水会增加肾脏负担，所以，出现‘干’或‘涝’，说明‘水量阴阳失调’；白天耗水量与气候、个体活（劳）动有关。

3、晚上（睡觉前）喝安全水：预防血液粘稠，避‘中风’。

四、关于生病：

生病不完全是坏事，知道自已犯了错误才生病，不怨天不怨地，不怨他人，从中感受到失去健康的痛苦，以后就会对健康更爱惜了。

一般讲，约有1/3的病，不治会自已好的（靠人体自身免疫功能），约有1/3以上的病，是要经过‘求医问药’来解决的，不到1/3的病，是大病、急病，通过住院抢救的手段来解决。

小毛小病，尤其是慢性病、老年病等，不是治好的，而是养好的。

防病在前（靠自已），治病求本（避开误区）。

五、老人养生重八度

1、运动要适度
2、饮食有限度
3、睡眠求深度
4、生活讲慢度
5、转弯有弧度
6、变换有过渡
7、上下选坡度
8、心态持平度

六、六大因素能增寿

1、双手握力大　　　　与寿命成正比
2、两腿走路快　　　　与寿命成正比
3、柔韧性好　　　　　与寿命成正比
4、耐久力强　　　　　与寿命成正比
5、好牙齿多　　　　　与寿命成正比
6、心态平、微笑多　　与寿命成正比

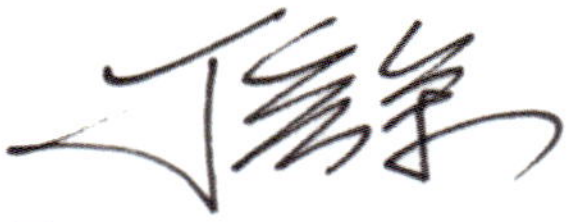

2013年05月

## Beitrag zur Gesundheit

Es ist unmöglich ewig zu leben, aber es ist möglich den Alterungsprozess hinauszuzögern, ihn zu verlangsamen und die Fähigkeit, für sich selbst zu sorgen, durch wirksame Mittel zu verlängern. Die Frage der Gesundheit und der Langlebigkeit ist ein komplexes Thema, das sich nicht in wenigen Worten darstellen lässt.

I. Nähren des Qi der fünf inneren Organe (Zang-Organe[4])

1. Den Geist beruhigen, um das Leber-Qi zu nähren. Wenn man gereizt ist, schadet das der Leber.
2. Weniger grübeln und sich Sorgen machen, um das Herz-Qi zu nähren. Zu viel Denken schadet dem Herzen.
3. Sein Verlangen zügeln, um das Nieren-Qi zu nähren. Die Gier schadet der Niere.
4. Weniger reden, um das Lungen-Qi zu nähren. Zu viel reden schadet der Lunge.
5. In Maßen trinken, um das Milz-Qi zu nähren. Zu viel Sättigung schadet der Milz.

II. Klopfen auf die „Vier Nester", um die fünf inneren Organe zu pflegen und gesund zu erhalten

1. In den Armbeugen kann es zu einem Stau des Qi des Herzens und der Lunge kommen. Der Punkt QuZe 曲泽穴 Teich in der Biegung liegt auf dem Perikardmeridian und der Punkt ChiZe 尺泽穴 Teich an der Elle auf dem Lungenmeridian. Durch Klopfen, Kneten oder Massieren der Armbeugen werden diese wieder durchlässiger und der Energiefluss wird dadurch angeregt.

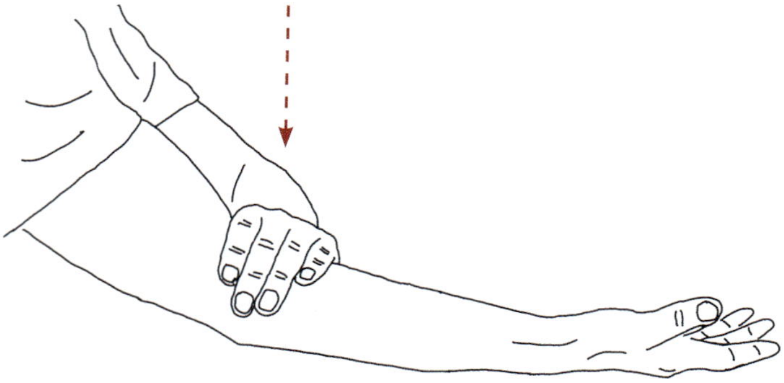

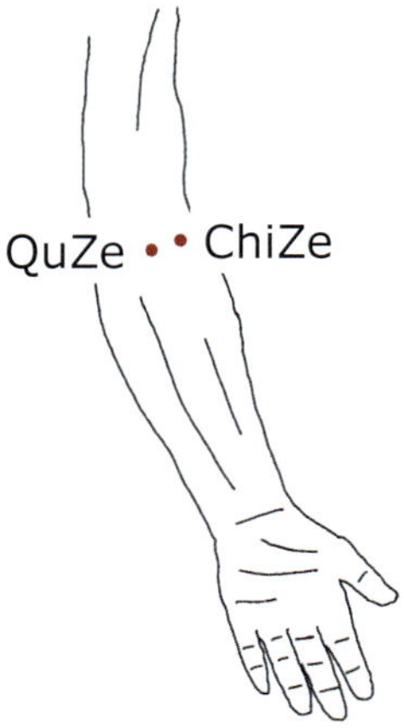


[4] Mit den fünf inneren Organen sind Leber, Herz, Milz, Lunge und Niere gemeint. Sie werden als Zang-Organe bezeichnet. In seinem Buch Lebe die Gesundheit (2016, LILIOM Verlag Waging am See, Seiten 44 - 53) beschreibt Professor Ding in einer eigens dort zur Veröffentlichung überarbeiteten Abhandlung exemplarisch die Aufgaben und Funktionen der Nieren. In diesem Zusammenhang weist Professor Ding auf die gegenseitige Abhängigkeit der fünf inneren Organe hin, deren Funktionieren die Basis der Gesundheit ausmacht.

2. Wenn die Leber Probleme macht, staut sich das Qi in den Achselhöhlen. Der Punkt JiQuan 极泉穴 Höchste Quelle liegt auf dem Herzmeridian. Durch Kneifen, Klopfen oder Kneten der Achselhöhle wird die Durchlässigkeit verbessert.

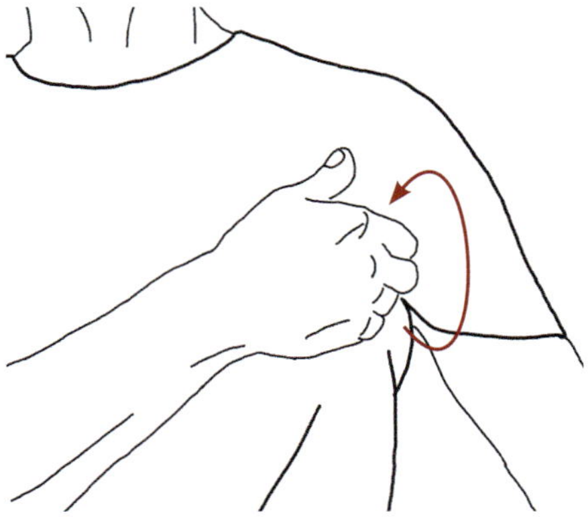

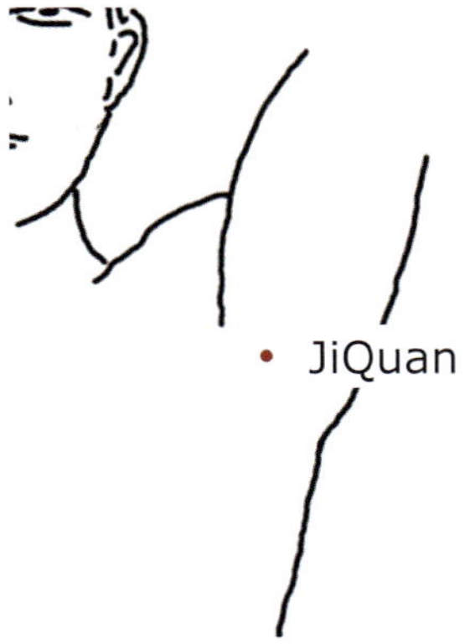


3. Ist die Funktionalität der Milz eingeschränkt, staut sich das Qi in der Hüftbeuge (Leiste). Der Punkt QiChong 气冲穴 Impuls der Lebensenergie liegt auf dem Magenmeridian und der Punkt ChongMen 冲门穴 Tor des Impulses auf dem Milz-Pankreas-Meridian. Um die Durchlässigkeit zu verbessern, reibt, klopft oder massiert man den Bereich in der Leistengegend.

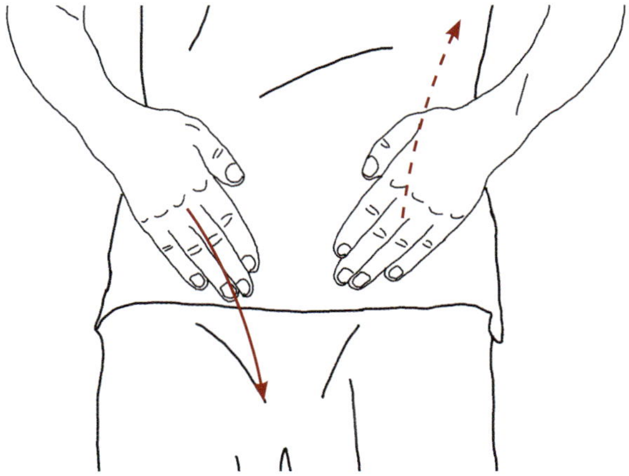

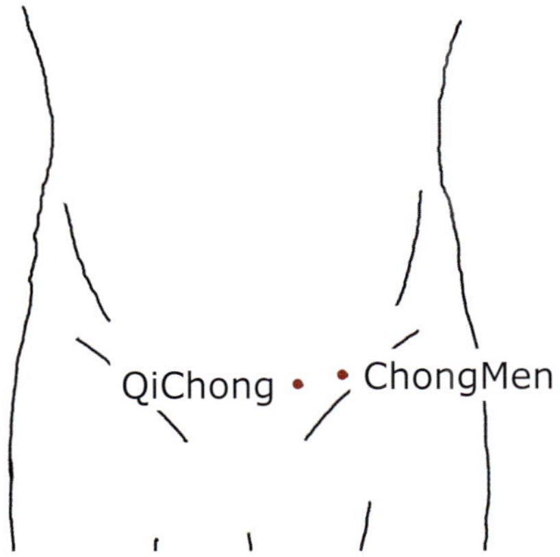

4) Wenn die Nieren Probleme bereiten, staut sich das Qi in den Kniekehlen. Der Punkt Wei Zhong 委中穴 Mitten in der Biegung und der Punkt WeiYang 委阳穴 Außen in der Biegung liegen auf dem Blasenmeridian. Durch Schlagen, Klopfen, Reiben oder Massieren der Kniekehlen wird die Durchlässigkeit hergestellt.

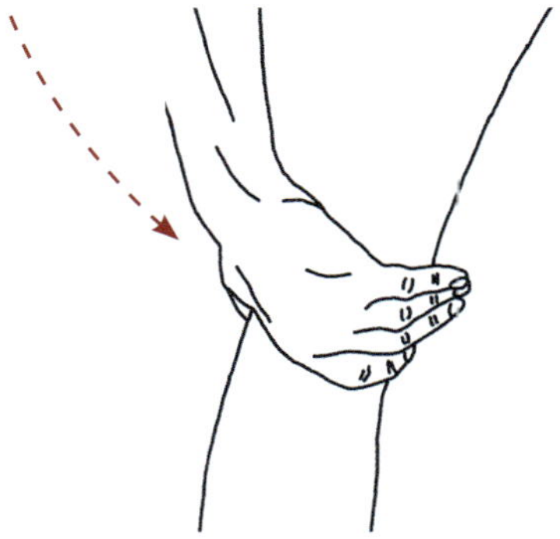

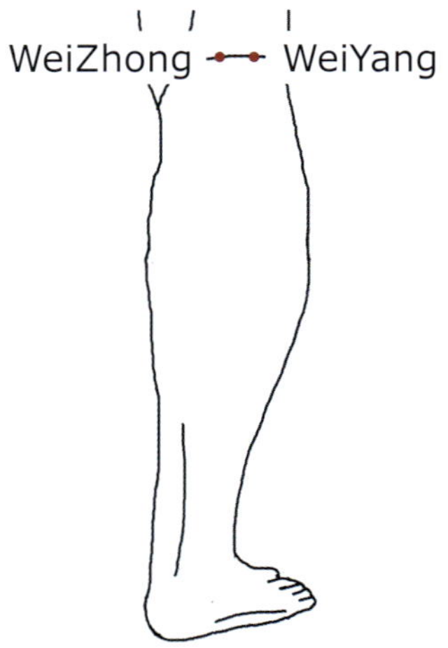


III. Wasser trinken (Wasser ist sowohl nahrhaft als auch heilend)
Wasserqualität: Keine Verschmutzung, keine Schwermetalle
Wassertemperatur: Kühles, warmes oder heißes Wasser, je nach Körperkonstitution
Wassermenge: Im Allgemeinen zwischen fünf und acht Gläsern à 0,2 l (ohne die Flüssigkeit, die im Essen enthalten ist)

1. Trinken am Morgen zum Ausgleich des Wassermangels
Zum Ersatz des über Nacht verlorenen Wassers (das Wasser verdünnt das Blut):
A) Zuerst einen großen Schluck trinken, um den Effekt der Spülung des Magens und der Därme zu erreichen (wie ein Gewitter).
B) Kleine und langsame Schlucke machen und nicht alles auf einmal trinken, um die Organe und Zellen mit Wasser zu versorgen (wie ein leichter Regen).

2. Trinken Sie eine ausgewogene Wassermenge am Mittag
Der menschliche Körper benötigt Wasser, vor allem die Nieren. Sie zählen zu den wasserreichsten[5] Organen. Es darf weder einen Mangel an Wasser noch ein Zuviel an Wasser geben, um eine Belastung der Nieren zu vermeiden. Diese sogenannte „Trockenheit oder Überschwemmung" deutet auf ein Ungleichgewicht des Yin (zu wenig) und Yang (zu viel) des Wassers hin. Der Wasserverbrauch während des Tages steht in einem direkten Zusammenhang mit dem Klima und individuellen Aktivitäten (wie zum Beispiel der Arbeit).

3. Trinken Sie etwas Wasser vor dem Schlafengehen, um eine Verdickung des Blutes zu verhindern und einen Schlaganfall zu vermeiden.

[5] Zu den wasserreichsten Organen gehören das Gehirn, die Nieren, das Herz und die Lungen.

IV. Über das Kranksein

Krank zu sein ist nicht das Schlimmste. Wir lernen aus der Krankheit, die wir durch unser Fehlverhalten verursacht haben. Wir sollen nicht die Schuld den Anderen geben, wenn wir den Schmerz über den Verlust unserer Gesundheit spüren. Man muss lernen, die Verantwortung für seine Gesundheit selber zu übernehmen. Dadurch werden wir unsere Gesundheit mehr schätzen.

Im Allgemeinen werden etwa ein Drittel der Krankheiten ohne Behandlung von selbst geheilt (durch die körpereigene Immunfunktion).

Mehr als ein Drittel aller Krankheiten werden durch die Inanspruchnahme ärztlicher Hilfe behoben.

Weniger als ein Drittel aller Erkrankungen sind schwerwiegend oder akut und werden durch einen Krankenhausaufenthalt behoben.

Kleinere und leichtere Krankheiten, insbesondere chronische und Alterskrankheiten, werden nicht geheilt, sondern gepflegt.

Die Vorbeugung gegen Krankheiten steht im Vordergrund (vertrauen Sie auf sich selbst) und die Heilung wird angestrebt.

V. Acht Stufen der Gesundheitsfürsorge für ältere Menschen

1. Keine erschöpfenden körperlichen Betätigungen
2. Ausgewogene Ernährung
3. Tiefer Schlaf
4. Tagesablauf bewusst verlangsamen
5. Körperdrehungen mit biegenden und beugenden Bewegungen
6. Sich Veränderungen bewusst machen
7. Die Intensität je nach Befinden variieren
8. Achtsamkeit üben und Gefühle durchleben

VI. Sechs Faktoren stehen in einem direkten Verhältnis zur Lebenserwartung

1. Hohe Greifkraft der Hände
2. Schnelles Gehen
3. Hohe Flexibilität (Biegsamkeit) des Körpers
4. Starke Ausdauer
5. Gute Zähne
6. Seelenfrieden und Lächeln

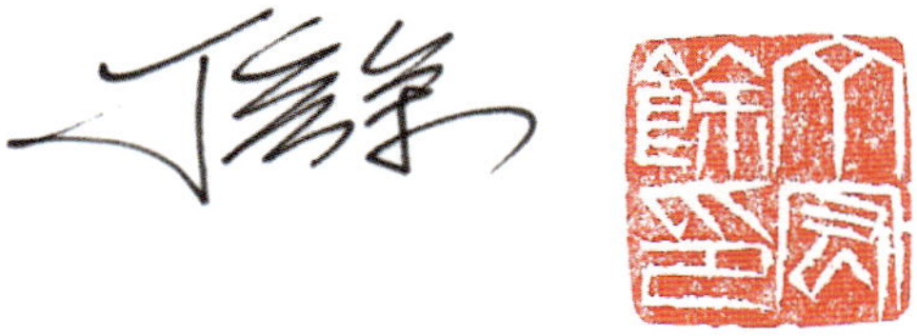

Professor Ding HongYu
NanJing, Mai 2013

## Contributing to Health

It is impossible to live eternally. But it is possible to prolong the process of ageing, to slow it down, and to prolong a person's ability to live in a self-contained way with the help of effective means. The question of health and longevity is a complex theme which cannot be explained in a few words only.

### I. Nourishing the Qi of the five inner organs (Zang-Organs[4])

1. Calm your spirit to nourish the liver-Qi. If you are irritated, this will damage your liver.
2. Brood less and worry less to nourish the heart-Qi. Thinking too much harms your heart,
3. Restrain your desire to nourish your kidney-Qi. Greed damages the kidneys.
4. Talk less to nourish the Qi of your lungs. Talking too much harms the lungs.
5. Drink moderately to nourish the Qi of your spleen. Too much saturation harms the spleen.

### II. Beating the "Four Nests" to further the permeability of the five inner Organs

1. In the bends of your elbows the Qi of the heart and lungs may be congested. The point QuZe 曲泽穴 Pond in the Bend is situated on the Pericard Meridian and the point ChiZe 尺泽穴 Pond on the Ulna on the Lung Meridian. Beating, kneading and massaging your bends of the elbows will make them more permeable.

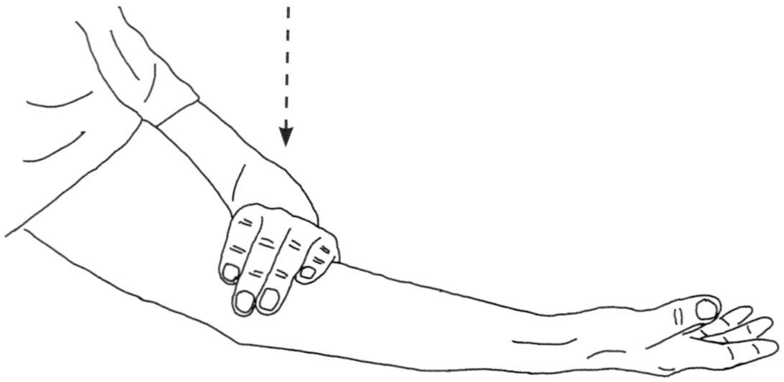

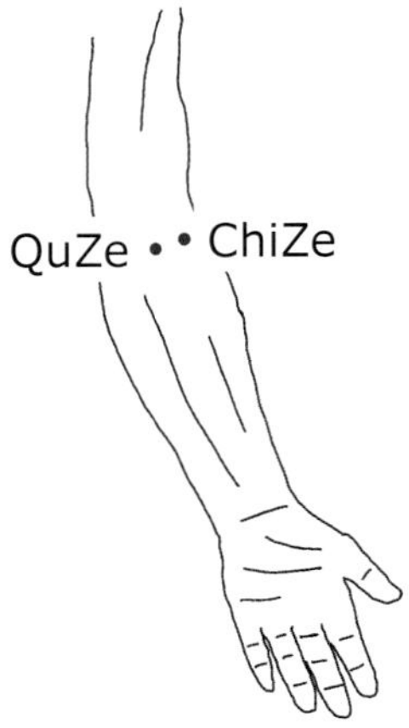


[4] The five inner organs are liver, heart, spleen, lungs and kidneys. They are called Zang-Organs. In his book Live Your Health (2016, LILIOM Verlag Waging am See, see pp. 44 - 53) Professor Ding in an exemplary way describes in a treatise specially revised for this publication the tasks and functions of the kidneys. Here Professor Ding points out the interdependence of the five inner organs whose functioning constitutes the foundation for health.

2. If there are liver problems, the Qi is congested in your armpits. The point JiQuan 极泉穴 Supreme Fountain is on the Heart Meridian. By means of beating, pinching or kneading them, their permeability is improved.

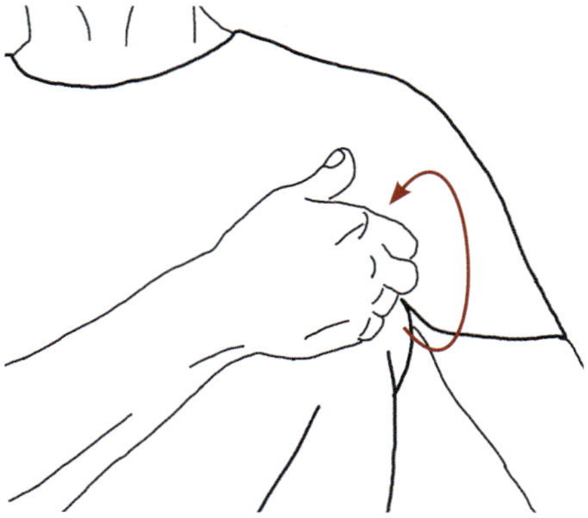

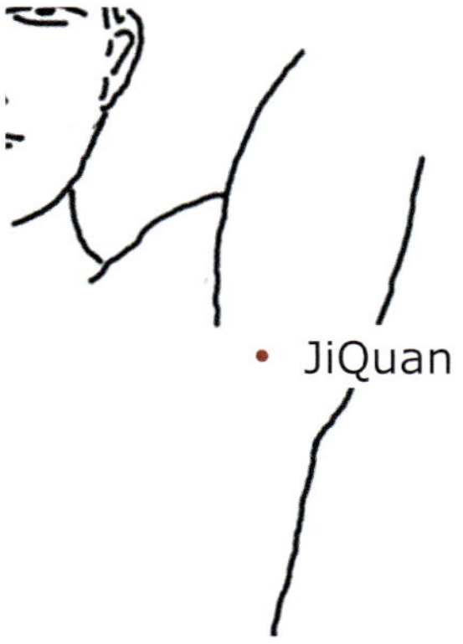


3. If the functionality of your spleen is restricted, the Qi is congested in your inguinal region (groin). The point QiChong 气冲穴 Impulse of Life-Energy is on the Stomach Meridian and the point ChongMen 冲门穴 Gate of the Impulse is on the Spleen-Pancreas Meridian. In order to improve permeability, you beat, rub or massage the region of your groin.

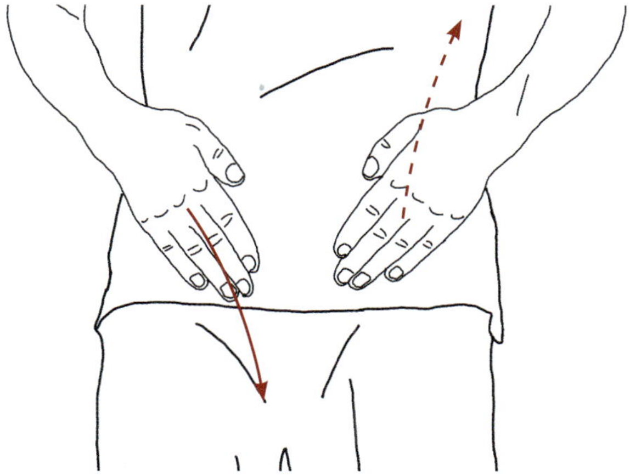

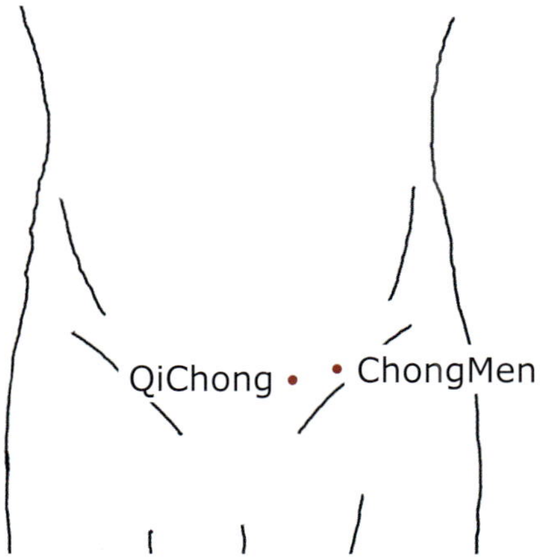

4. If your kidneys are giving you trouble, the Qi is congested in the popliteal spaces. The Point WeiZhong 委中穴 Middle of the Bend and the point WeiYang 委阳穴 Edge of the Bend are situated on the Bladder Meridian. Beating, slapping, rubbing or massaging will restore the permeability of the bends of your knees.

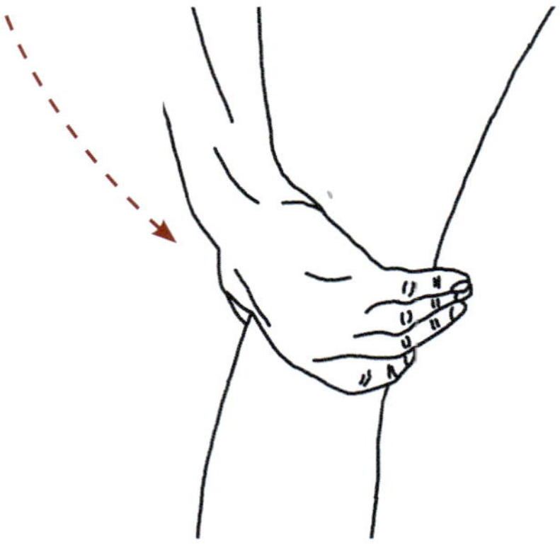

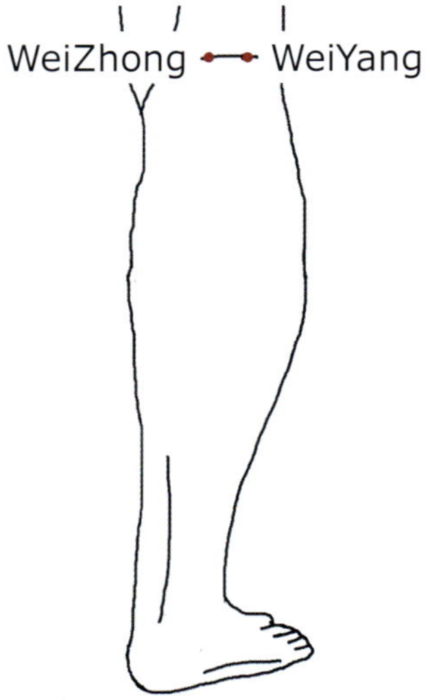


## III. Drinking Wholesome Water

(water is nourishing as well as wholesome)
Quality of water: Not soiled, not containing any heavy metal
Temperature of water: Cool, warm or hot water, depending on body constitution
Quantity of water: In general 5 to 8 glasses of 0,2 litres (not counting the fluid contained in food)

1. Drinking in the morning to equalize the lack of water
Restoring the water lost in the night (water dilutes the blood)
A) Drink a big sip first to attain the effect of rinsing your stomach and intestines (like a thunderstorm)
B) Swallow little sips slowly, not drinking up the entire quantity at one time, in order to supply your organs and cells with water (like light rain).

2. Drink a moderate quantity of water at noon
The human body needs water, the kidneys especially. They belong to the organs richest[5] in water. There must not be a lack of water nor too much water to avoid stressing the kidneys. This so-called "dryness or submersion" indicates a lack of equilibrium of Yin (too little) and Yang (too much) of water. The consumption of water during the day is directly related to climate and individual activities (for example work).

3. Drink some water before going to sleep to avoid congestion of blood and a stroke.

[5] The organs richest in water are the brain, the kidneys, the heart and the lungs.

## IV. On Being Ill

Being ill is not the worst thing to happen. We can learn from our illness which we have caused by a wrong kind of lifestyle. When we feel the loss of our health painfully, we should not lay the blame on others. You must learn to take on responsibility for your own health. Consequently, you will cherish your health more.

In general, about one third of all diseases are cured automatically without any treatment (with the help of the immune responses of our body).

More than one third of all illnesses are cured by seeking the help of a physician.

Less than one third of all diseases are grave or acute and are cured during a stay in hospital.

Diseases that are less grave or lighter, namely chronic diseases and illnesses of old age, are not cured but nursed.

It is most important to prevent diseases (trust your own judgment) and to strive for recovery.

## V. Eight Steps of Health Care for the Elderly

1. No exhausting bodily activities
2. Well-balanced food
3. Sound sleep
4. Slow down your daily routine
5. Carry out turns of your body using bending and bowing movements
6. Clearly realize changes
7. Vary intensity in relation to your state of health
8. Practise attentiveness and consciously experience your feelings

## VI. Six Factors Directly Related to Life Expectancy

1. Firm gripping power of your hands
2. Walking swiftly
3. Great degree of flexibility of your body
4. Great perseverance
5. Sound teeth
6. Peace of mind and smiling

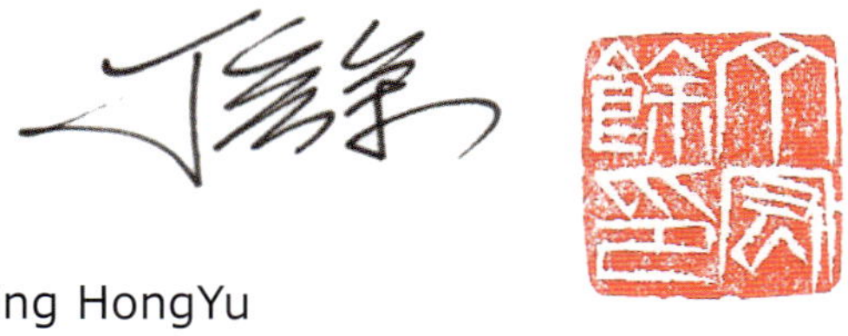

Professor Ding HongYu
NanJing, May 2013

转棍养生操，丁宏余
LILIOM 出版社，德国 Waging am See，2020，精装版，中、德、英三种语言

Professor Ding HongYu, Gesundheitsübung mit der Stockdrehung
LILIOM Verlag Waging am See (Deutschland) 2020, gebundene Ausgabe, in drei Sprachen (Chinesisch, Deutsch und Englisch)

Professor Ding HongYu, Health Practice with the Rotation of the Stick
Published by LILIOM Waging am See (Germany) 2020, bound edition, in three languages (Chinese, German and English)

**ISBN 978-3-96606-011-0**

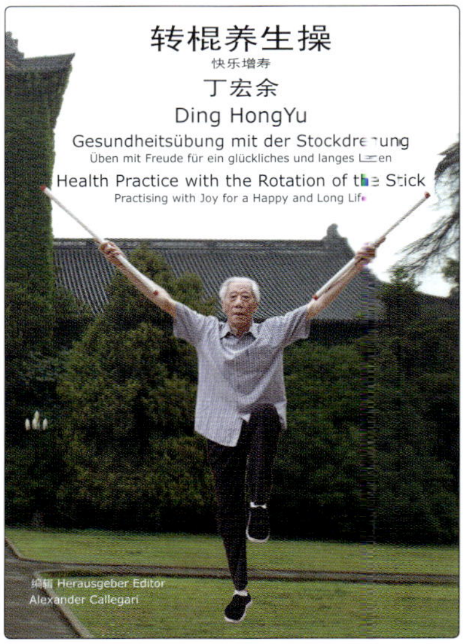


活得健康，丁宏余
LILIOM 出版社，德国 Waging am See，2016，精装版，中、德、英三种语言

Professor Ding HongYu, Lebe die Gesundheit
LILIOM Verlag Waging am See (Deutschland) 2016, gebundene Ausgabe, in drei Sprachen (Chinesisch, Deutsch und Englisch)

Professor Ding HongYu, Live Your Health
Published by LILIOM Waging am See (Germany) 2016, bound edition, in three languages (Chinese, German and English)

**ISBN 978-3-934785-76-2**

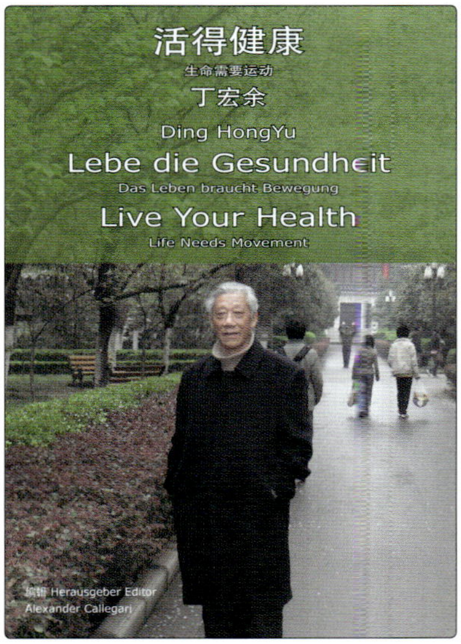

关爱健康，丁宏余
LILIOM 出版社，德国 Waging am See，2015，精装版，中、德、英三种语言

Professor Ding HongYu, Liebe die Gesundheit
LILIOM Verlag Waging am See (Deutschland) 2015,
gebundene Ausgabe, in drei Sprachen (Chinesisch, Deutsch
und Englisch)

Professor Ding HongYu, Love Your Health
Published by LILIOM Verlag Waging am See (Germany) 2015,
bound edition, in three languages (Chinese, German
and English)

**ISBN 978-3-934785-75-5**

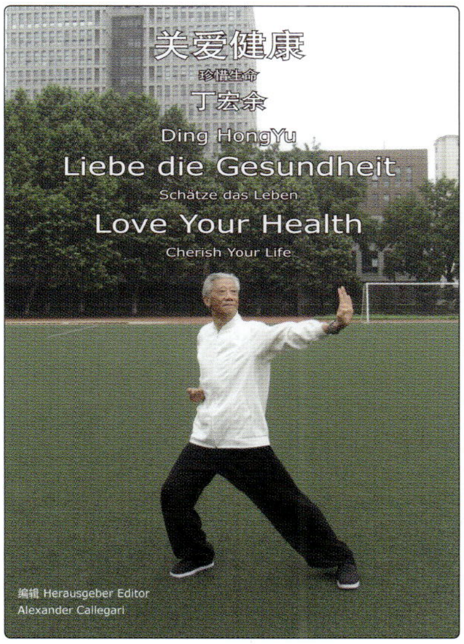


转盘健身功，简称：盘子功，丁宏余编创
LILIOM 出版社，德国 Waging am See，2012，精装版，中、德、英、法四种语言

Professor Ding HongYu, Gesundheitsübung mit der Tellerdrehung, PanZi Gong
LILIOM Verlag Waging am See (Deutschland) 2012, gebundene Ausgabe,
in vier Sprachen (Chinesisch, Deutsch, Englisch und Französisch)

Professor Ding HongYu, Health Practice with the Rotation of the Plate, PanZi Gong
Published by LILIOM Verlag Waging am See (Germany) 2012, bound edition,
in four languages (Chinese, German, English and French)

Professor Ding HongYu, Pratique de santé avec rotation de deux assiettes, PanZi Gong
LILIOM Verlag Waging am See (Allemagne) 2012, livre cartonné, en quatre langues (chinois, allemand, anglais et français)

**ISBN 978-3-934785-60-1**

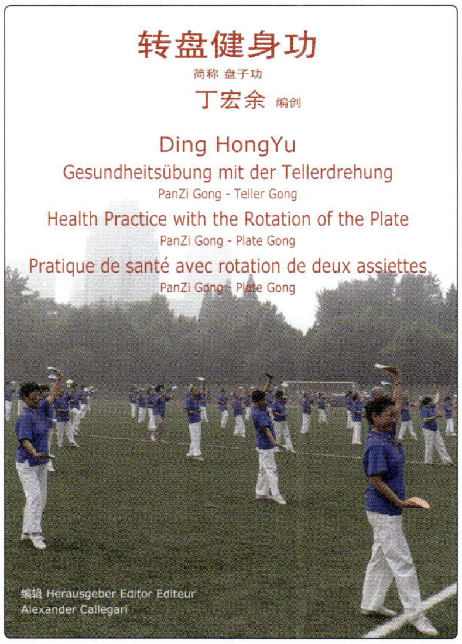

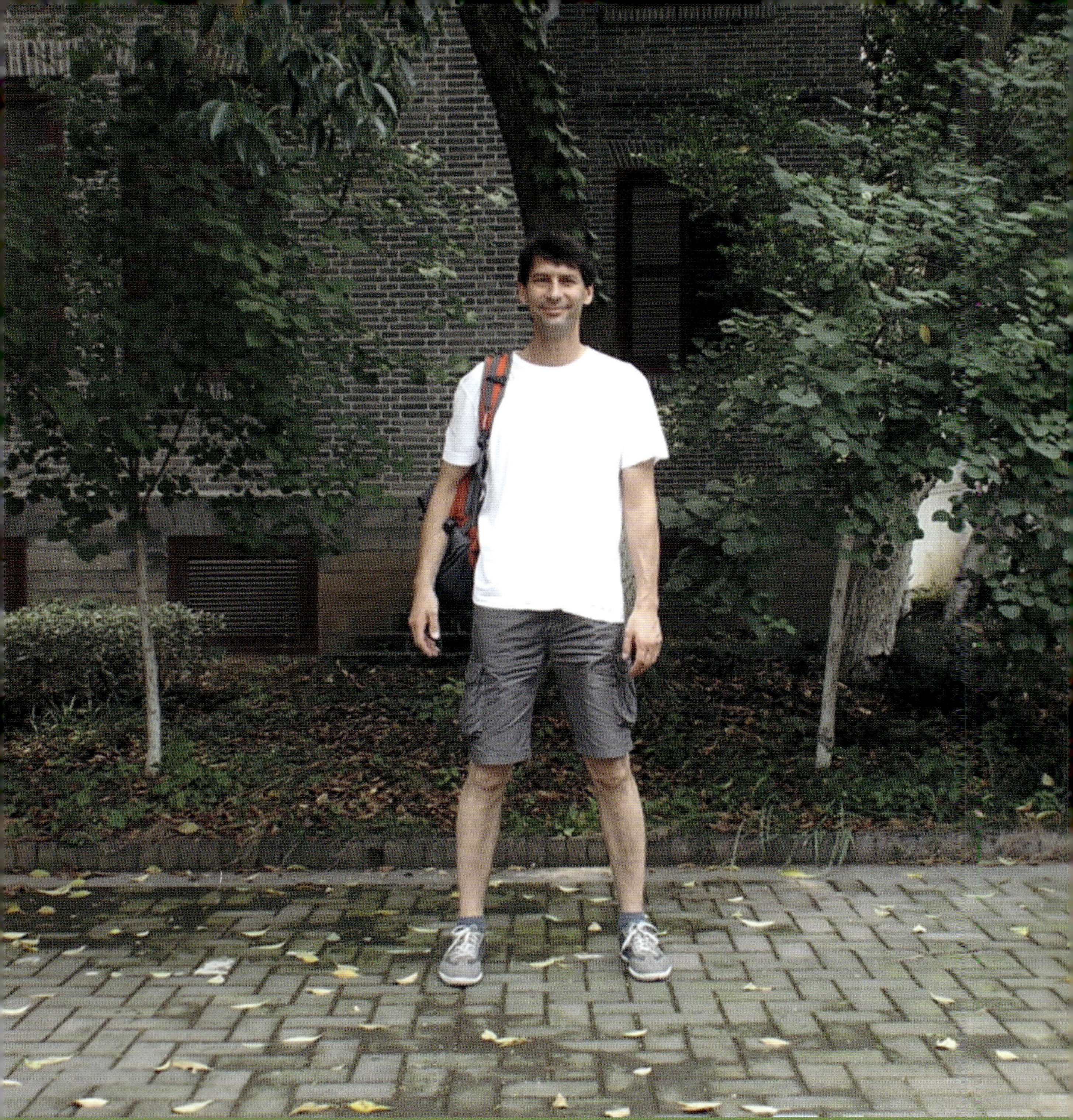

不疾不徐，龟年鹤寿

Im Laufe des Lebens ist es wichtig, die Langsamkeit zu entdecken.

In the course of life it is important to discover slowness.

Alexander Callegari

盘子功